頭を「からっぽ」にするレッスン

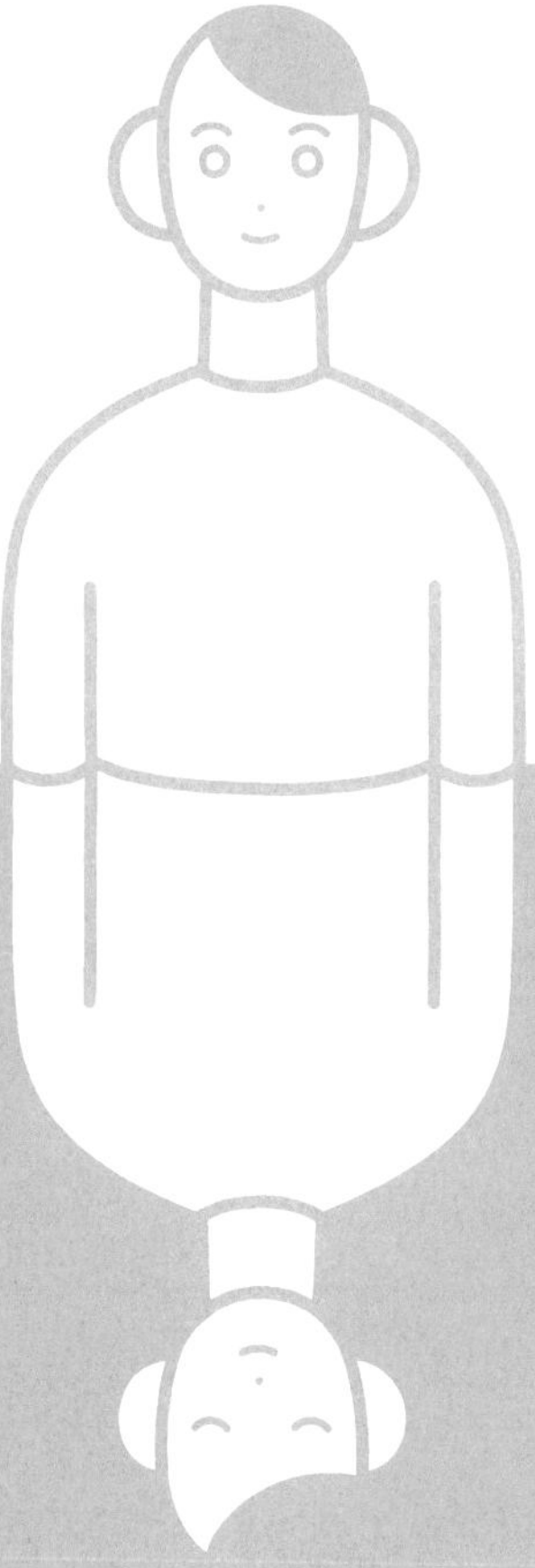

10分間瞑想で
マインドフルに生きる

アンディ・プディコム
満園真木＝訳

&books

The
Headspace Guide
To Meditation
And Mindfulness
by
Andy Puddicombe

Illustration by
unpis

Book design by
albireo

頭を「からっぽ」にするレッスン　もくじ

第1章 まずは「からっぽ」を知るために

第2章 10分間瞑想をはじめる前に

第3章 10分間瞑想をはじめてみましょう

第4章

「10分間瞑想」を日常にするためのヒント

第7章 マインドフルネスのキーワード

第8章 マインドフルネスで人生を好転させた体験談

第1章
まずは「からっぽ」を知るために

はじめての瞑想体験

すでに真夜中をだいぶ過ぎていました。私は塀の上に腰かけて下を見おろしました。地面までは3メートル半ほど。たいして高くないと思うかもしれませんが、私が身につけているものといえば、薄いサンダルと寝間着だけ。それで飛び降りることを考えると腰が引けます。なぜサンダルなんか履いてきたのかというと、ほかの僧たちを起こさないよう、それをズボンに挟んでこっそり僧院を抜け出してきたからです。この僧院に来たのは人生を見つめなおすためだったのに、今は塀の上によじのぼってサンダルを見つめているのです。俗世に向けて飛び降りようと身がまえながら……

すべてのはじまりはその数年前、アジアに行って仏僧になろうと決意したことです。当時の私は大学でスポーツ科学を学ぶ学生でした。ずいぶん大胆な人生の方向転換のように思えるかもしれませんが、決めるのは簡単でした。当然ながら、友人や家族は心配しました。内心では私がついにおかしくなったのかと思っていたかもしれません。それでも、結局はみな応援してくれました。けれども大学ではそういきませんでした。話を聞いた学年主任は、医者に行って抗鬱剤《プロザック》を処方してもらったほうがいい、と私に言いました。悪気はなかったのかもしれませんが、この人は何もわかっていないと思わずにはいられませんでした。私の求めている幸福と充実感が薬なんかで得られると本気で思っているのか、と。部屋を出ていく私に向かって、

「君はこの決断を一生後悔することになるぞ」と学年主任は言いました。でもふたをあけてみれば、それは私がこれまでにした中でも最善の部類に入る決断だったのです。

ある日突然、アジアに行って仏僧になろうと決意するのはどんな人間なのか、とお思いかもしれません。道を見失ったスピリチュアルかぶれの学生、あるいは大量消費社会に反発を抱くクリエイティブなタイプを思い浮かべているかもしれません。けれども実際はもっとずっとありふれた話です。当時の私は深刻な心の問題を抱えていました。といっても、精神の病とかそういったものではなく、考えが止まらなくなっていたのです。自分の心が永遠に回り続ける洗濯機のようでした。悪くない考えも中にはあったものの、多くは嫌な考えでした。感情も同じです。止まらない思考だけでは足りないかのように、絶えず不必要な心配やフラストレーションや悲しみに押し流されているような気分でした。たいていは普通のレベルでしたが、ときどき、何かのきっかけで感情が制御不能になることもあり、そうなるとお手上げでした。自分が感情に翻弄《ほんろう》され、やがては飲み込まれてしまうのではないかと感じました。調子のいい日は何も問題ないのに、調子の悪い日は頭が吹き飛んでしまいそうでした。

あまりの感情の激しさに、なんとかして心をコントロールしたいという思いはつねにあったものの、その方法がわかりません。けれども、私はごく早い時期から瞑想に触れていたので、それが解決策になる可能性があるのはわかっていました。といっても、私がある種の英才教育を受け、蓮華坐《れんげざ》を組んで10代を過ごしたなどと思わないでください。それはまったく違います。

私が本格的に瞑想を学びはじめたのは22歳の時です。ただ、11歳ではじめて「頭をからっぽにする」体験をしたことがきっかけになったのはたしかです。当時の私が瞑想のレッスンに参加した動機は、人生の意味を理解したいという思いゆえだった、と言いたいところですが、現実は違います。ただおいていかれたくなかっただけです。両親は別居したばかりで、母がその事実に折り合いをつけるために6週間の瞑想のコースに申し込んだのです。そして姉もついて行くというので、自分も行きたいと言ったのです。

はじめての時はたまたま運がよかったのでしょう。瞑想がどんなものか予想もつかなかったぶん、期待もなければ恐れも感じていませんでした。11歳の子どもにも、瞑想によってもたらされた心の状態の変化は無視できないものでした。**その時まで、心が静かな状態を経験したことが一度でもあったかどうか。**少なくとも、これほど長い時間、同じ場所にじっと座っていたのははじめてでした。ところが、次にやろうとした時も、そしてその次も、同じ体験ができず、私は大きないらだちを感じはじめました。リラックスしようとすればするほど、どんどんリラックスから遠ざかっているようでした。これが私の瞑想体験のはじまりでした。自分の心と格闘したあげく、イライラばかりが募っていったのです。

今振り返れば、これは別に驚くことではありません。私が教わったアプローチは子どもには少々難解でした。使われる言葉は1980年代のものというより1960年代のもので、多くの耳慣れない言葉が飛び交うので飽きてしまうこともよくありました。そのうえ、「リラックスして」「力を抜いて」と繰り返し言われるものの、そもそも「リラックスして」「力を抜く」方法がわかっていたなら、そこに来ることもなかったはずです。まして一度に30分から40分もじっと座っていることがどれだけ難しいか。

この時の経験で、一生瞑想から遠ざかることになっていてもおかしくはありませんでした。むしろそうならないのがおかしいほどでした。姉は退屈だといってやめてしまい、母はほかのすべてのことと同様、瞑想する時間を見つけられずに苦労していました。まして友だちに応援してもらえるはずもありません。自分でもあきれたことに、私は学校の友だちふたりにふと瞑想のことを話してしまいました。翌朝、教室に入っていくと、30人の子どもたちが机の上に足を組んで座り、目を閉じて「オーム……」と言いながら、こらえきれずにしのび笑いをもらしていました。今でこそ笑えますが、当時はおそろしく恥ずかしかったものです。その時から瞑想のことは一切誰にも話さなくなり、やがて瞑想自体もやめてしまいました。スポーツをしたり、女の子とデートしたり、こっそり酒を飲んだりするような年ごろになると、瞑想の時間を見つけようと考えることさえめったになくなりました。

瞑想はかじる程度に続けていましたが、そんな中、18歳の時に大きな危機に見舞われたのです。後でくわしく述べますが、悲劇的なできごとが立て続けに起こり、それによって瞑想がかつてないほどの重要性をもつようになりました。いくつであっても悲しみを乗り越えるのは大変です。私たちはそのための訓練を受けていないし、決まった方法もありません。自分にできる精一杯のやり方で乗り越えることしかできません。私にとってそれは、自分の知っている唯一の方法に頼ることでした。すなわち、すべてを内側に押し込み、思いがけず自分に降りかかってきた喪失感や悲しみを二度と味わわずにすむよう願ったのです。

しかし、人生のあらゆることがそうであるように、何かを強く押し込めば押し込むほど、内なる圧力は大きくなります。その圧力はやがて出口を求めます。2年ほど時間を先に進めましょう。私は大学に通っていました。1年目は飛ぶように過ぎ、この先も平穏無事な日々が続くように思えました。けれども、やがて圧力が、見て見ぬふりをしていた感情が表に出てきはじめました。最初はただわずらわしいだけでしたが、ほどなくそれが生活のあらゆる面に悪影響を及ぼしているのが感じられるようになりました。それに比べれば、大学をやめて僧になることにしたと学年主任に伝えにいくことなど、たいした悩みでもありませんでした。

瞬間により注意して生きる

私はよい師にめぐりあいたい一心で、最初のうちは僧院から僧院へ、国から国へと渡り歩きました。そのあいだに住んだ国はインド、ネパール、タイ、ビルマ、ロシア、ポーランド、オーストラリア、スコットランドなどなど。そのほかにも多くの国を旅し、新しい技を学び、そのたびにそれらをすでに学んだことの上に積みあげて、自分の生き方に取り入れようと努力しました。脱走しようとしていた塀に囲まれた要塞は別として、どの場所も温かく、友好的で、大いに修行に役立ちました。そして幸いなことに、私はやがてすばらしい師に、それも複数の師にめぐりあうことができました。

　とはいえ、僧として生きるのはやっかいな面もあります。頭を剃《そ》りあげてスカートみたいなものをはいた人物に誰もが理解を示してくれるわけではありません。私が瞑想の利点について話せば話すほど、多くの人が必死にリラックスしようとする一方で、僧衣がおのずともたらす宗教的なイメージに居心地の悪さを覚えるのを何度も目にしてきました。彼らはただ、もっと生きやすくなるための方法を、仕事や私生活で自分自身の心が抱えるストレスへの対処法を見つけたかっただけです。子どものころのような解放感を取り戻し、生きていることのすばらしさを感じたかったのです。悟りをひらきたかったわけでも、セラピーを求めていたわけでもありません。ただ、仕事から帰って気分を切り替える方法を、夜ぐっすり眠る方法を、人間関係を改善する方法を、不安や悲しみや怒りをやわらげる方法を知りたかっただけです。欲望をコントロールし、悪い癖を断ち、人生の展望が開ける方法を知りたがっていたのです。何よりも、すべてがあるべき状態にないのではないか、今よりもっといい人生があるのではないかという拭い去れない思いをどうすればいいのか、それを知りたがっていたのです。瞑想を日々の生活に取り入れること。それこそが、私が僧であることをやめ、俗人として生きることを決意した最大の理由でした。

私は僧になってかなり人見知りになりました。俗世を離れた生活のせいもありますが、自分の心の状態がよりはっきりわかるようになり、裸にされているような無防備な感じがしたことも大きな原因でした。私はこれをぜひなんとかしたいと思いました。それに、あまり体を動かさなくなったことも気にしていました。僧の修行をはじめる前はかなりの運動好きだったのに、ほぼ10年にわたってほとんど運動らしい運動をしていなかったのです。ある日、そのことを友人に話したところ、昔のクラスメートがモスクワのボリショイ・サーカスでトレーニングをしているといいます。私がボール投げの曲芸《ジャグリング》が得意で、かつては器械体操の選手でもあったことを知る友人は、ためしにやってみたらとすすめてくれました。それでサーカスの個人レッスンを受けはじめると、すぐに大好きになりました。あるレッスンの時、ロンドンでサーカス学の学位をとれるのを知っているかとコーチに聞かれました。ためしに調べてみると、たしかにそれは実在していました。入学希望者は驚くほど多く私がそこに入れる望みは薄そうに思えました。ところが、ある晩遅くにメールが届きました。条件付きで入学を許可するというのです。その条件とは、私は年齢がいっているので普通よりも怪我をする可能性が高いということを認め、その事実に対してすべての責任を負うという内容の免責同意書にサインすることです。よもや32歳で「年齢がいっている」と言われるとは思いませんでした。

仏僧からピエロへの転身は意表をつくものに思えるかもしれませんが、実は意外に似ているところもあります。一瞬一瞬の肉体の動きに意識を向けることがとても大切だということです。

サーカスの曲芸を思い浮かべてみてください。ジャグリングでも綱渡りでも空中ブランコでも、どれも集中とリラックスの完璧なバランスが求められます。必死になりすぎても失敗するし、気を抜いていたらブランコから落ちたりロープから足を踏みはずしてしまいます。

サーカスの訓練で大変なのは、毎日のように自分にとっての「快適ゾーン」から踏み出すよう求められることです。いつも言われていたのは、自我へのこだわりを捨てろということでした。おもしろいことに、これは同じように自我がためされる僧院での修行とよく似ています。

ピエロのレッスンでは（今でも思い出すとおかしくなるのですが）、自分を馬鹿にし、リスクを冒し、いろいろためしてみて、失敗する能力に自信をもて、と言われるのです。手ぶらのまま舞台に上げられ、あれをしろ、これをしろと指示されます。その瞬間は、沈黙が支配し、逃げ場もありません。長く考えていると、講師に時間切れの太鼓を鳴らされ、舞台から降ろされてしまいます。考えに沈む余裕も、ウィットに富んだ言葉で切り返す余裕もありません。ただそこに存在し、正直に自分をさらけだし、何ができるかやってみるしかないのです。インスピレーションが湧き、すばらしくワクワクすることもあれば、ただつらくて、屈辱的な結果になることもあります。でもそれは問題ではありません。大切なのは、ただ出ていってやることです。**何も考えず、人にどう思われるかを気にせず、なんらかの結果にこだわることもなく、ただやることなのです。**

私たちは人生においてしばしば、分析にこだわりすぎ、起こりうるあらゆる結果をあれこれと考えすぎて、チャンスを逃してしまうことがあります。もちろん、慎重な検討が必要なものごともありますが、**目の前の瞬間により注意して生きていれば、正しいことを感じとれるようになってくるものです。**それを直感あるいは虫の知らせというにせよ、導かれたというにせよ、正しいことが自然にわかるという感覚は信じられないほどの解放感をもたらしてくれます。

瞑想をツールにするために

私は瞑想を教えたいという思いをずっと抱いていましたが、それと同時に、細部まで気にかけ心を配るという私自身が師から教わったことについて、人々に伝えなければならないというある種の義務感も感じていました。世間一般の瞑想の教え方を見ると、いったいこれで少しでもメリットを得られる人がいるのかと疑問に思うことが多かったからです。テクニックだけが一切の文脈から切り離されていました。これでは学ぶことなどできっこありません。瞑想をためしてみたものの、すぐにやめてしまった人があなたのまわりにもいるでしょう。それどころか、自分には向いていないと決めつけて、ためしたことさえない人もたくさんいるでしょう。それでも、瞑想を本当に理解することも、そのテクニックへのベストなアプローチ法について基本的な指導を受けることもなく、どうして効果を上げられるでしょう。

マインド・トレーニングの一環としての瞑想を紹介すべく、2010年に正式にスタートしたのが〈ヘッドスペース〉です。その理念はごくシンプルで、瞑想を身近にし、現代人の生活にもフィットするとっつきやすいものにすることです。怪しくもなければ神秘的でもない、人々が「頭をからっぽにする」ために利用できる純粋なツールにすることです。また、瞑想について読むだけでなく、なるべく多くの人に実際に体験してもらおうというもくろみもありました。そこで生まれたのが「10分間瞑想」と「マインドフルネス」というふたつの方法です。**頭をからっぽにするために一日10分、座って瞑想することが、散歩するのと同じくらいあたりまえになる日がいずれ必ず来ます。**10〜15年ほど前までは、ヨガという言葉を口にしようものならたいてい冷笑を浴びたものです。けれども今では、スポーツジムに行ってヨガのレッスンを受けるのは、エアロビクスをするのと同じくらい（むしろそれ以上に）おかしくもなんともないことになっています。

プロジェクトを実現させるには、何年もの研究と計画と開発が必要でした。しかし、それも瞑想の歴史に比べれば一瞬に等しいものです。何しろ瞑想は数千年にわたって師から弟子へと受け継がれてきたテクニックなのです。技を磨き、完成させるのにも、欠点を修正するのにも十分以上の時間が流れています。新しいものがもてはやされ、めまぐるしく流行が入れ替わる現代でも、この伝統に裏打ちされた信頼感はかなりのものがあります。医師との協力によりこのテクニックを医療に取り入れることが可能になったのも、この信頼感ゆえです。また、私が臨床マインドフルネス・コンサルタントとして開業できたのもこの信頼感のおかげで、この仕事ではこれまでに多くの不眠症やＥＤなどの患者を診療してきました。

30年以上前に、幾人かの進歩的な西洋の医師が瞑想を医療に取り入れようとしました。しかし、彼らの働いていた病院ではまるで相手にしてもらえませんでした。それでも彼らは諦めず、「マインドフルネス」に呼び名を変えて研究を続けました。「マインドフルネス」とは、「注意する、心を配る」という意味です。西洋にもち込まれたマインドフルネスは、ルーツが仏教の瞑想にあるとはいえ、今では基本的に仏教とはかかわりのないものになっています。**マインドフルネスは、ただ目を閉じて座るという形を超えた、瞑想のテクニックの中心となる要素です。マインドフルネスとは、気をそらさずに「今、ここ」に存在することを意味します。心を落ち着け、一切のこだわりも予断も捨てて自然な意識を保つということです。**素敵だと思いませんか。私たちは日々、ありとあらゆるささいな（時には重大な）考えや感情にとらわれ、自分や他人について批判したり決めつけたりして毎日を過ごしています。それとは対照的な状態です。

本書ではこのマインドフルネスの実践方法を紹介していきます。

……そのようなわけで、私は塀の上に座っていました。最後にもう一度だけ後ろを振り返り、それからジャンプしました。こんなふうにこの僧院を去ることになったのは残念ですが、今振り返ってみても、そこへ行ったことについてはまるで後悔していません。これまでに住んだり訪れたりしたあらゆる僧院や道場や瞑想所はどれも、私に何かを教えてくれました。それだけでなく、長年のあいだに、幾人かのすばらしい師、まさに瞑想の達人というべき人々のもとで学ぶ僥倖《ぎょうこう》にも恵まれました。この本に何かしらの知恵が含まれているとするなら、それはすべて彼らの知恵です。それでも私にこの本を書く資格があると思う最大の理由は、私がこれまでの瞑想の修行を通じてありとあらゆる失敗をしてきたからであり、あなたが同じ失敗をしないよう手助けができると思うからです。地図をもっているのと、誰かに道案内をしてもらうのとでは大違いなのです。

すべては心しだい

瞑想は人生を一変させる可能性を秘めたすばらしいスキルですが、それをどのように使うかはあなたしだいです。生活にどう利用してもいいし、あなたがどれだけの価値をおくかによってその価値は決まるのです。

本書を最大限に活用し、ひいては瞑想のたくさんのメリットを得るには、生活の一部分だけを選んでそこに的を絞ろうとする必要はありません。少なくとも、はじめのうちはそんな必要はありません。瞑想とはもっと幅広いものであり、そこから生まれる状態は、生活の中でそれがもっとも必要とされている部分におのずと影響を与えるものです。ただし、瞑想の可能性を十分に理解するうえで、ほかの人がどのように利用しているかを知るのは有用です。多くの人にとって、瞑想は万能のストレス対処法であり、心のアスピリンのようなもの。ようするに、毎日頭をからっぽにするための手段なのです。ある人にとっては、マインドフルネスへのより広いアプローチの基礎であり、一日を通じて「今、ここ」にいることの意味に触れる機会です。またある人にとっては、感情を安定させ、人間的に成長するための計画、あるいはなんらかの精神修養の一環かもしれません。さらにまた、パートナーや両親、子ども、友人、同僚などとの関係改善の手段として瞑想に目を向ける人もいます。

瞑想はより具体的な目的にも利用されています。イギリスの国立医療技術評価機構（NICE）に使用を承認されて以来、瞑想（医療の用語ではマインドフルネス）は様々なストレス性症状の治療に用いられてきました。代表的な症状には、慢性不安、うつ病、怒り、依存、強迫行動、不眠、筋肉の緊張、性機能不全、月経前症候群（PMS）などが挙げられます。

医療以外にも、生活の特定面に的を絞った利用法として、仕事や趣味やスポーツでよりよい成果を上げるために瞑想を利用している人もたくさんいます（アメリカのオリンピック・チームがその代表例です）。さらには、なんとアメリカ海兵隊も前線での集中力と能率を高めるために瞑想を取り入れています。

瞑想がこんなに幅広いメリットをもたらすことは、にわかには信じがたいかもしれません。けれども考えてみれば、**心が関係する行動ならなんでも、瞑想によるメリットがあるのです。人生のすべては心を通じて経験されるのですから、人生における幸福感や充実感も、他者との**

よい人間関係も、すべては心しだいです。だから、毎日何分かを費やして心のトレーニングや

メンテナンスをするのはむしろ当然の常識でしょう。

まずは体験してみること

瞑想とは、スキルであると同時に体験でもあります。つまり、その100パーセントの価値を知るには、実際にやってみる必要があります。瞑想はよくあるお手軽なコンセプトではないし、哲学的な観念でもありません。**瞑想とは、今この瞬間をじかに体験することです。瞑想の目的を決めるのがあなた自身であるように、瞑想という体験を定義するのもあなた自身です。**

スカイダイビングについて書かれた本を読むのを想像してみましょう。著者の言葉からどれだけ想像をふくらませて、高度3000メートルからジャンプするところを思い描いてみても、実際に飛行機に乗り、時速200キロで地面に向かって落ちていく体験には及びもつかないはずです。つまり、瞑想を理解するには、実際にやってみなければなりません。

新しい本を買ってやる気になり、生まれ変わると誓ったのに、2、3日後には挫折し、何が悪かったのか考えているという経験をあなたもしたことがあるでしょう。こってりしたチョコレートのアイスクリームを食べながらダイエット本を読んでいても痩せないのと同じように、この本に書かれていることについて考えているだけでは、頭の中をからっぽにはできません。

本当のメリットを体験したいなら、実際に本書のエクササイズをやってみる必要があります。それも、できれば一度や二度ではなく、スポーツジムに定期的に通うようにエクササイズをしなければ効果は出ません。**本をおいてテクニックを実践した瞬間に本物の変化が起こるのです。**それはかすかで漠然とはしていても、大きな意味のある変化です。意識や理解の深まりによって、自分や他人に対する感じ方がいやおうなく変わるはずです。

ただしこの本には、あなたに最終的な答えを与えたり、何を信じてどう考えればいいのかを教えることは書かれていません。あなたのすべての問題を解決し、永遠の幸福をもたらすことも書かれていません。でも、ためしてみさえすれば、あなたの人生の体験を根本から変えるかもしれない可能性をもった本なのです。

瞑想は、異なる人間になるためのものではありません。新しい人間、あるいはよりよい人間になるためのものでもありません。意識をトレーニングし、自分の考え方や感じ方とその理由を理解し、その過程を客観的に把握することです。それができれば、人生で起こしたい変化を起こせる見込みが高まります。それだけではありません。今現在の自分の状況や気持ちを受け入れる方法も示してくれます。ただし、自分でためしてみてください。科学者がそう言っているからといって、効果があると信じてはいけません。どれほど価値のあるすばらしい研究でも、あなた自身が直接そのメリットを体験できないなら、それはあなたにとってなんの意味もありません。だから、書いてある指示に従い、辛抱強く時間をかけて、一日10分でどんな効果があるか自分自身で体験してみてください。

マインドフルに生きるためのテクニック

人がミスをおかしはじめるのは、たいてい多くのささいなことにとらわれている時です。少なくとも私の場合はそうでした。そしてこうしたミスが、仕事の成績や人間関係、さらには銀行の残高にさえ影響を及ぼすことがあります。自分がマインドフルネスを忘れていると思った時、私は必ずモスクワに住んでいたころのあるできごとを思い出すことにしています。当時、私の働いていた学校では米ドルで給料が支払われていました。まずまずの金額だったので、毎月少しは貯金することができました。そして私はイギリスへの帰国の折に貯めた金をもち出そうと考えました。

ロシア政府は国外への資金のもち出しを厳しく規制していて、実質的にびた一文もち出すことが禁じられていました。そこで、私は下着の中に500ドルを隠すことにしました。僧衣を着てパンツに札束を入れて立っていると、修行の旅に使うという目的があるとはいえ、少々の罪悪感を感じずにはいられませんでした。税関でうまくロシア語の受け答えができるかなど、こまごました心配で頭がいっぱいで、トイレに行った時、パンツの中にお金を入れたことをすっかり忘れていました。

間が悪いことにトイレは混んでいて、小用の便器はすべてふさがっていました。そこで私はあいていた個室に入りました。くわしくは書きませんが、そのトイレを前に使った人は水を流し忘れていました。そこに立って僧衣をたくしあげた時、私はまだ心配で頭がいっぱいでした。そしてそれが起こったのです。目の前でばらばらになった500ドルの札束が便器の中に落ちていくのを、私はなすすべもなく見つめていました。言うまでもありませんが、もし私がささいな心配事にとらわれておらず、もっと注意していたら、そんなことは起こらなかったのです。私は別のことに気をとられていました。そして別のことに気をとられている時にはミスをおかすものです。あなたはその後どうなったかが気になるかもしれません。私は500ドルをトイレに浮かんだままにしておいたのか、あるいは袖をまくって想像を絶することをしたのか。修行の旅には行けた、とだけ言っておきます。

つまりマインドフルネスとは、そこにいるということです。ほかのことに気をとられたり、上の空で考え込んだりせず、「今この瞬間」に目の前で起こっていることをそのまま体験することです。それは苦労してつくりだしたり維持しなければならない、人為的で一時的な心の状態ではありません。その反対で、1歩距離をおき、普段の混沌とした状態から解放され、自然な状態で心を落ち着けることです。そんなふうに日々を送れたらどんなにいいか、ちょっと想像してみてください。いつも心のかなりの部分を占めている悩み、もめごとや争いや判断や議論などから自由になれたらと想像してみてください。その状態こそがマインドフルネスなのです。

とはいえ、これまでずっと考えにとらわれてきた人が、こんなふうに1歩距離をおく方法を学ぶには、適切なコンディションづくりが必要です。そこで瞑想の出番なのです。何も神秘的なことはありません。**瞑想とは、ただマインドフルネスを実践するために最適なコンディションをつくりだすテクニックにすぎません。**

あなたはこれまで何度もこの「今この瞬間」を体験し、目の前のことだけに集中する感覚を体験したことがあるはずです。それはスキーで山の斜面を滑り降りている時だったり、自転車に乗っている時だったり、好きな音楽を聴いている時、子どもと遊んでいる時、あるいはただ夕日を眺めている時だったかもしれません。でもそれは行き当たりばったりで、毎回この感覚を体験できるとは限らないでしょう。しかし、わずかな時間であっても毎日座って瞑想することで、意識して「今、ここ」にいる感覚にだんだん慣れてきて、日常生活のほかの部分にも応用しやすくなります。なんであれ新しいスキルを学ぶ時、最高のものを身につけたいなら、最高の学習環境に身をおく必要があります。実際、**10分間瞑想はマインドフルネスを学ぶ理想的な環境をもたらしてくれるので、多くの人にとってはそれだけで十分です。毎日10分間、心を落ち着けるだけで十分だと感じられるのです。**

10分からはじめてみる

マインドフルネスと10分間瞑想の関係を理解するのは必ずしも簡単なことではありません。そこでこんなふうに考えてみてください。車の運転を習っているところを想像してみるのです。きっと、最初は混みあった幹線道路ではなく、静かで交通量の少ない田舎道を目指すでしょう。どちらでも運転はできますが、前者よりも後者のほうが運転を学ぶには適しています。マインドフルネスも同じことです。**マインドフルネスはどんな状況でもどんな目的にも利用することができますが、そのスキルを学ぶには、瞑想がもっとも適しています。**おもしろいのは、日常生活にマインドフルネスを取り入れることに自信がついた後も、きっと毎日少しの時間を瞑想にあてたくなることです。それは、どんなに運転が上達しても、静かな田舎道を走ると、幹線道路では決して味わえないような安らぎや爽快感を得られるからです。そのうえ、周囲に目をやり、景色を楽しんだりする時間的・空間的な余裕も与えてくれます。

10分間瞑想とマインドフルネスの区別はたいして重要でないように思えるかもしれないし、ふたつが同じ意味で使われていることも少なくありません。けれども、荷物をまとめて僧として人生の再スタートを切るつもりでもない限り、両者の区別はかなり大切です。なぜなら、山の中の道場で暮らしているのでない限り、座って、正式な体系化された方法で瞑想する時間はつねに限られているからです。「自分には時間がない。忙しいし、仕事は多いし、ストレスは溜まってるし!」と言ってくる人はたくさんいます。でも、より広い文脈に目を向け、どこで何をしていても心を養い鍛えることができると考えれば、がぜんできる見込みが湧いてきます。少なくとも、現代の生活におけるあらゆる義務や仕事とも両立できそうに思えるはずです。この本がきっとあなたにとって貴重な手引きになるのもこのためです。現代社会で生活を続けながら、毎日のスケジュールに入れられる程度の時間で瞑想をして、それで変化を起こせる方法を示すからです。また、「マインド・トレーニング」や「マインドフルネス」という大きな概念を利用して、日々の生活体験を変える方法を示すからです。

世の中の多くのことと同様、瞑想も「量より質」なのです。まずは10分からはじめましょう。それが簡単にできて、もっとやりたいと思い、そうする時間があるなら、すばらしいことです。とはいえ、一日10分だけでもたくさんのメリットがあります。私がこれまで見聞きしてきた多くの実例を無視するとしても、今では毎日短時間の定期的な瞑想がもたらす健康上の効用を裏づける科学的証拠がたくさんあります(本書の「付録」ではこれらについてまとめて紹介しています)。

「からっぽ」とは? 幸福とは?

マインドフルネスがどこで何をしていても「今、ここ」にいられる能力であり、10分間瞑想がそのスキルを学ぶベストな方法だとすると、「からっぽ」とはその結果得られるものと考えられます。「からっぽ」のかわりに「幸福」という言葉を使いたがる人も多いかもしれません。「幸福」という言葉の問題は、幸福という感情と混同されがちなことです。ただ、勘違いしないでください。楽しんだり笑ったりすることは人生のすばらしい一面です。それらをより多く体験したいと思わない人はいません。でも、いつもそうとは限りません。人生にはいろいろなことが起こります。いいことばかりではありません。人生には困難やストレス、動揺や苦痛がつきものであり、どれだけ目をそらそうとしてもそれは変わりません。状況や気分に左右される一過性の幸福は、短すぎ、不安定すぎて、持続的な落ち着きや深い理解を与えてはくれません。

だから私は「からっぽ」という言葉を選びます。これは、その時の一時的な感情がどうあれ、つねに心の底にある落ち着きや充実感、揺るぎない満足感をあらわしています。**「からっぽ」は表面的な感情に左右されません。たとえ悲しみや怒りの中にあっても、喜び笑っている時と同じようにはっきりと感じられるものです。本質的には、どんな思考が渦まいていても、どんな感情を抱えていても「平気でいられる」ということです。**たとえ瞑想がまったくはじめてでも、いい気分になれることが多いのはこのためです。笑いころげたり、踊りだしたくなることは（普通は）なくても、心の底にある充実感に、どんなことも平気だと自然に思える場所に触れた感覚をもたらしてくれるからです。これには人生を一変させるほどの効果があります。

この「からっぽ」と「幸福という感情」の区別は重要です。**私たちはなぜか、幸福こそが人生のあるべき状態であり、そうでなければ何かが間違っていると思い込んでいます。**この思い込みに基づき、私たちは肉体的にも精神的にも感情の上でも、不幸の原因に抵抗しようとします。ものごとがややこしくなるのはたいていそこからです。毎日が幸福という感情を追い求め、それを維持しようとする終わりのないレースのように感じられ、人生が苦役のように思えてきます。何か新しい体験がもたらす一時的な高揚感や快感に夢中になり、やがては四六時中それを自分に与え続けなければならなくなります。それが食べ物であれ、酒やドラッグや衣服や車であれ、人間関係であれ、仕事であれ、はたまた田舎の静けさやのどかさであれ、幸福がそれらに左右されるようになったら、泥沼にはまったも同然です。それがもう得られなくなったらどうなりますか？　興奮が冷めてしまったらどうなるのでしょう？

多くの人にとって、全人生がこの幸福の追求を中心に回っています。けれども、本当に幸せな人がどれだけいるでしょう。つまり、頭がからっぽになったことをたしかに感じられている人がどれだけいるでしょうか。次から次へと何かを追い求めるやり方は、からっぽの状態をもたらしてくれたでしょうか。私たちは一時的な幸福を追い求めて走り回り、頭の中でしゃべり続けています。そのせいで、いつもそこに存在し、ただ気づかれるのを待っている自然な「からっぽ」がその騒音にかき消されていることにさえ気づきません。

視点の転換で世界は違って見えてくる

インドを旅している時、ジョシという男性に出会いました。ある日私がバスを待っていると話しかけてきたのですが、ひと目で好感を覚えるような人物でした。インドに行ったことのある人ならおわかりでしょうが、バスが来るまでかなり長く待たされることもあります。まして山間部ではそうです。私たちはうまが合い、いくつかお互いに共通の興味もあることがわかりました。その最たるものが瞑想でした。それから数週間というもの、私とジョシはさらにいろいろな話をしました。お互いの身の上話もしました。ジョシは毎日少しずつ、これまでの人生のことを語ってくれました。

私たちが出会う数年前、ジョシは妻と4人の子どもに囲まれて暮らしていました。さらに、夫婦のお互いの両親もそれほど裕福ではなかったので、一緒に同居していました。家が狭くて窮屈ではあったけれど、それでもとても幸せだった、とジョシは言います。しかし、4人目の子どもが生まれてまもなく、仕事に復帰した妻が交通事故で死亡するという悲劇が襲いました。生まれたばかりの赤ん坊と妻の両親も同じ車に乗っていました。ひどい事故で、生存者はいなかったといいます。ジョシがこの話をしてくれた時のことを思い出すと、今でも涙が浮かんできます。耐えがたい苦しみに、ジョシは現実と向き合うことができず、ただ自分の殻の中に閉じこもっていたかったそうです。けれども、両親に言われて思い出したのです。自分にはまだ面倒をみてやらなければならない3人の子どもがいて、子どもたちには父親がそばにいてやることが何よりも必要だと。そこでジョシは子どもたちの世話に没頭し、精一杯の愛情を注ぎました。

数か月後、モンスーンの季節がやってきました。それとともに、ジョシの住む地方は洪水で水につかってしまいました。水はなかなか引かず、そのせいで病気が大流行しました。村の多くの子どもとともに、ジョシの子どもたちも重い病気にかかりました。ジョシの母親も病に倒れました。2週間のうちに、3人の子どもと母親が死にました。もともと弱っていた母親の死は早く、子どもたちはもう少しもちこたえたものの、病気にうち勝つことはできませんでした。たった3か月のうちに、ジョシは妻、母親、子ども、義父母をなくし、残る肉親は父親ひとりだけになってしまいました。あまりにも多くの悲劇を経験した家にそのまま住み続けることはできず、ジョシは友だちの家に移りました。父親は愛着のある故郷の家を離れられず、そこに残りました。引っ越してから数日もしないうちに、家が火事になったという知らせがジョシのもとに届きました。父親は家の中にいたようだといいます。それが事故だったのか、父が耐えきれなくなってしまったのか、今でもわからないとジョシは言いました。

話を聞いているうちに、だんだん自分が恥ずかしくなりました。いつでもものごとを思い通りにしようとして、望み通りにならないと不満で、愚痴を言ったり嘆いたり文句を言ってばかりの自分が。列車が遅れたとか、夜中に起こされたとか、友だちと意見が合わないくらいのことで、何をそんなにカリカリしていたのでしょう。目の前にいる人物は、想像を絶する苦しみを味わいながら、なお驚くほど穏やかで落ち着いているというのに。家族を失った後のことを尋ねると、ジョシはこの新たな土地にやってきたいきさつを話してくれました。家族も家も金もなくして、人生に対する考え方がまったく変わらざるをえなかったといいます。最終的に、彼は瞑想所で暮らし、そこでほとんどの時間を過ごすことを選びました。瞑想することによって、過去のできごとに対する感じ方が変わったか、と私は尋ねました。感じ方は変わらない、でもそれらを感じる体験が変わった、と彼は答えました。今でもときどき大きな喪失感や悲しみを感じることはあるが、そのことの受け止め方が変わった、それらの考えや感情の下に、安らぎや穏やかさや落ち着きのある場所を見つけた、というのです。それは決して自分から奪うことのできない唯一のものであり、この先の人生でどんなことが起ころうと、自分の中にはつねにこの戻る場所がある、と彼は言いました。

これは極端な例かもしれませんが、私たちの誰もが、必ず人生の試練にぶつかります。あんなふうにならなければ、もっと違っていたらと願わずにはいられない状況を（ジョシほど悲惨なものではなくとも）必ず経験します。瞑想はそれを変えられません。ほかのどんなものでもそれは変えられません。人間とはそういうもので、この世界に生きるとはそういうことです。時には、外部の状況によって変わることを求められたり、強いられることがあります。あなたはその状況をマインドフルネスで乗り切らなければなりません。しかし、そのような状況についてあなたがどう考え、感じるかについては、まず経験を形作るのが心そのものだということに気づくのが出発点です。だからこそ心のトレーニングが大切なのです。**世界の見方を変えれば、実質的に自分のまわりの世界が変わるのです。**

この点はよく誤解されていて、瞑想するためには人生の夢や目標を諦めなければならないと感じている人がいるようです。けれどもまったくそんなことはありません。何かをなしとげようと努力するのは人間の本能であり、人生において目指すべきものや目的意識をもつことは不可欠です。むしろ、瞑想にはその目標を明確化し、後押しする効果があります。なぜなら、実際にやってみればはっきりわかるように、これらに頼らなくても持続的な幸福感が得られ、「からっぽ」を感じられるからです。そのため、より自由に、楽に生きられるようになります。自分が人生で向かっている場所に自信をもてて、予想外の障害や好ましくない結果に傷ついたり落ち込んだりすることがあっても、それに過度にとらわれなくなります。これはかすかではあっても、とても意味のある視点の転換なのです。

「何もしない」ことを体験してみる

あなたが最後に、テレビにも音楽にも本にも雑誌にも、食べ物にも飲み物にも、電話にもパソコンにも、友だちにも家族にも一切邪魔されたり気をとられたりせず、考えなくてはならないことも答えを出さなくてはならないこともなく、ただじっと座っていたのはいつのことですか？　これまで瞑想（やそれに似たもの）に目を向けたことがなければ、たぶん一度もないのではないでしょうか。なぜなら、私たちはたとえベッドに横になっている時でも、たいてい何かを考えているからです。だから多くの人にとって、一切何もしないというのは、よくて退屈、悪ければ実におそろしいことに思えるのです。**私たちは始終何かをすることに忙しくて、ただじっと心を休めることの意味をかえりみることさえありません。私たちは「何かをする」ことにとり憑《つ》かれていて、そこには「考える」ことも含まれます。**だから、最初は何もしないでじっと座っていることに少々居心地の悪さを感じたとしても不思議はありません。

エクササイズ1　何もしない

今すぐやってみましょう。今座っている場所から動かず、本を閉じて膝の上におきます。座り方に特に指定はありません。軽く目を閉じ、1、2分そのままでいます。いろいろな考えが頭に浮かんできてもかまいません。今の段階では浮かんでは消えるにまかせ、たとえ1、2分でも、何もせずにじっと座っているのがどんな感じか体験してみましょう。

何もしないでいるのはどうでしたか？　とてもリラックスできたのではないでしょうか。あるいは「何もしないエクササイズなんておかしい、何かしたい」と感じたでしょうか。何かに集中したい、意識を向ける対象がほしいと感じたかもしれませんが、心配はいりません。これはテストではないし、次の章で瞑想を実践する時には、意識を向けなければならないことはたくさんあります。ただし、**今の段階で、つねに何かしている癖やそうしたくなる気持ちについて気づいておくのはいいことです**。何かをしたくならなかったという人は、もう一度、今度はあと1、2分長くエクササイズをしてみるといいでしょう。

テレビを見たり、音楽を聴いたり、酒を飲んだり、買い物したり、友だちと出かけるのが悪いと言っているのではありません。むしろ大いに楽しむべきです。ただ、これらは一定量の一時的な幸福をもたらすものであって、持続的なからっぽの状態をもたらすものではないと知っておくのはいいことです。あなたは一日の仕事を終え、頭の中が忙しすぎて疲労困憊《こんぱい》して帰ってきたことがないでしょうか。そこで、頭を切り替えるためにテレビでも見ることにしました。真剣にのめりこめるほどおもしろい番組だったら、頭を埋め尽くしていた考えからつかのま解放されたように感じられたかもしれません。でもたいしておもしろくなかったり、頻繁にコマーシャルが入ったりしたら、そのすきをとらえてそれらの考えがしばしば頭に浮かんでくるでしょう。いずれにしても、番組が終わったとたんに、さっきまでの思考や感情が一気によみがえってくることはよくあることです。同じ強さではないにせよ、それらは心の奥のほうにずっと存在していた可能性が高いからです。

そしてほとんどの人はまさにこんなふうに、次から次にいろいろなことに気をとられながら日々を過ごしています。職場では忙しすぎたり、別のことに気をとられたりして、自分の気持ちを意識する暇がありません。そして家に帰った時、突如として多くの考えが押し寄せてくるのです。あるいは、帰宅後もなんやかやと気をそらせることができたとすれば、ベッドに入るまで、それらの考えにすら気づかないかもしれません。けれども頭を枕につけたとたん、心が突然、猛スピードで暴走しはじめるのです。もちろん、その考えはずっとそこにあって、ただ気をそらすものがなくなったから、その存在に気づいたというだけのことです。あるいは逆のパターンもあるかもしれません。人づきあいや家庭生活に忙しくて、職場に着いてはじめて、自分がどれだけ疲れていたか、頭の中をどんな考えが駆け巡っていたかに気づく人もいます。

これらのことに気をとられていたら、注意力が散漫になり、とても最高の力を発揮することはできません。言うまでもないことですが、心が次から次に浮かぶ考えをあたふたと追いかけているような状態では、集中力が著《いちじる》しく削《そ》がれることになります。

エクササイズ2　五感を意識する

今度も2分間の短いエクササイズをしてみましょう。前と同じように、今いる場所に座ったままでかまいません。本を膝においたら、五感のひとつに軽く意識を集中させます。今の段階では音か視覚がいいでしょう。目を閉じて背景の音に集中するのがおすすめですが、ときどき予測不能な音がすることもあるので、目をあけて部屋の中の特定のもの、あるいは壁の1点をじっと見つめてもいいでしょう。音と視覚のどちらを選んでも、それにできるだけ長いあいだ集中してみましょう。ただし、あくまで軽く、ゆったりとです。何かの考えが浮かんだり、別の五感に気をとられたら、もう一度集中する対象に意識を戻して続けてください。

どうでしたか？　簡単に集中を保てたでしょうか。それとも何度も別の考えが浮かんで気がそれてしまったでしょうか。気がそれるまでにどれくらいの時間がかかりましたか。ひょっとすると、ぼんやりした意識を保ちつつ、同時に別のことを考えることができたという人もいるかもしれません。信じられないかもしれませんが、1分間、対象への集中を保てればたいしたものです。これを聞いてずいぶん心配になる人もいるかもしれません。仕事や子どもの世話では、あるいは友だちの話を聞いたり、車の運転をしている時には、もっとずっと長い時間集中しなければならないのですから。

あるがままに生きる道を見つける

私たちが心の中で起きていることから目をそらす手段がまだ足りないかのように、現代社会には携帯電話につながった電子メールやソーシャルメディアがあります。私たちはまさに24時間休みなく気をそらされ続けています。それらはたしかに便利かもしれませんが、私たちはいまや、ほんの少しでも退屈を感じた瞬間にオンラインに接続して頭をいっぱいにしてしまいます。ちょっと考えてみてください。あなたが朝起きて一番にすることはなんですか？　メールをチェックすることでしょうか。フェイスブックでメッセージを送ったり、友だちや同僚とツイッターでやりとりすることでしょうか。夜寝る前に最後にすることは？　調査が正しいとすれば、あなたが一日のはじめと終わりのどちらかに、これらのうち少なくともどれかひとつをしている可能性はかなり高いでしょう。全部しているという人もいるかもしれません。常時接続状態にある人がスイッチを切るのは簡単なことではありません。

私の知りあいのほぼ全員が、毎日のデータの洪水に溺れそうな気がすると言っています。かつて僧として生きていた当時の私なら、「電源を切って使わなければいい」と言っていたでしょう。でも、下界に戻ってきた今では、私自身もこれらすべてを仕事に使っています。ただスイッチを切ったり無視すればすむ問題でないのはわかっています。だから、やめたり変えたりしようとするかわりに、それらに溺れず、上手につきあう方法を知る必要があります。

そのためには、心のトレーニングの基本原則に立ち返る必要があります。マインドフルネスでは何も変える必要はありません。自分自身の心をより意識するようになるにつれ、外の生活で何かを変えようと思うこともあるかもしれませんが、それはすべてあなたしだいです。何かを諦める必要はないし、ライフスタイルを大きく変える必要もありません。そういう極端な変化を維持するのは難しいからです。実はマインドフルネスを取り入れたライフスタイルを実践しやすい理由もここにあります。あなたがそうしたいなら、今までとまったく同じ生活を続けてかまいません。**マインドフルネスとは、その生活の体験を変える方法を学ぶことです。心の底に充実感をもちつつ、あるがままに生きるための道を見つけることなのです。**そこで何かを変えたいと感じたなら、もちろんそうすればいいのです。違うのは、なんであれそうやって変えたことは長続きするということです。

忙しい生活を送り、たくさんの責任や選択を抱える私たちの心と体は、つねに働きすぎの状態にあります。人々が私の働いているクリニックに来る理由は様々ですが、もっとも多いのはストレス性の症状です。自発的にやってくる人もいれば、家族やパートナーや友人に言われて来る人もいます。あまりに症状がひどいので医師にすすめられて来たという人もいます。けれども大部分は、もう少し楽に生きる方法を見つけたいと思っているごく普通の人々です。仕事でプレッシャーにさらされていたり、家庭生活に悩んでいたり、強迫観念に苦しんでいたり、自分や他人を傷つけるような行動を繰り返してしまう人々。その多くは、ただ毎日の生活でもう少しだけ頭をからっぽにできたらと望んでいるのです。第7章では、自分の体験を紹介することを快諾してくれたこれらの人々のケース・スタディが掲載されているので、ぜひ読んでみてください。

ストレスは私たちをおかしくさせます。言わなければよかったと思うようなことを言わせ、しなければよかったと思うようなことをさせます。自分自身に対する感じ方や、他人とのかかわり方に影響を与えます。もちろん、ある種のストレスや困難があるからこそ、充実感を味わえたり、目標を達成できることもあります。でもそれが別の種類の（あまり役に立たない）ストレスにまで波及することもきわめて多く、そうなると私たちは途方にくれてしまいます。**そのような時こそ、心をトレーニングし、人生で何が起ころうと、いつでも心の奥底にある充実感や幸福感に触れられるようにすることが大きくものを言います。**それこそが「からっぽ」をつくるということなのです。

瞑想は他者との関係を良くするために

マインドフルネスは間違いなく、頭をからっぽにし、人生を変えるのに役立ちます。たぶんそれこそ、あなたがそもそもこの本を読んでいる理由でしょう。しかし、マインドフルネスのトレーニングをすべき理由はほかにもあります。好むと好まざるとにかかわらず、私たちは自分の住むこの世界をほかの人々と共有しています。ヨガ行者として山の中で隠遁《いんとん》生活を送りたいというのでもない限り、必ず他者とかかわらなければなりません。では、あなたがより「からっぽ」を感じられるようになると、一番得をするのは誰でしょう。あなたでしょうか、あなたのまわりの人々でしょうか。**あなたがマインドフルネスのトレーニングをし、日々瞑想することでよりよい精神状態を手に入れられれば、他人ともよりポジティブにかかわれるようになるのは自然なことでしょう。**

これはたぶんあまり注目されることのないマインド・トレーニングの一面です。東洋から西洋に伝わった時点で、瞑想はなぜかあっというまに「自分のため」だけのものになってしまいました。それも最初はしかたなかったかもしれません。しかし時間とともに、私たちはこれをもっと他者のためにもなるトレーニングにしたいと考えるようになりました。たぶん、あなたが一番必死になるのは、自分の問題について考えている時でしょう。それが人間というものです。自分のこととなると、とり憑かれたようにとめどなく考えたり分析したりするのが好きなのです。いいえ、本当は好きでないのに、それを止められなくなるのです。でも、誰かほかの人の問題について考える時はどうでしょう。心の中の葛藤の質が変わるのではないでしょうか。その人の問題について悲しみや憤《いきどお》りを感じることはあっても、それは自分自身の問題に悩んでいる時とはまったく違って感じられるはずです。それは視点が違うからです。これは心のトレーニングにおけるとても重要なポイントです。**自分の悩みだけに注目するのをやめて、他者の幸**

福にもっと目を向けることで、自分自身の頭の中の「からっぽ」が広がります。それだけではありません。自分の心がより従順でつきあいやすくなります。瞑想の対象により早く集中できるようになり、浮かんでくる思考に気を散らされにくくなります。心がより明晰《めいせき》になり、安定し、激しい感情に流されにくくなります。瞑想に「他者のため」という側面を加えることは、たんにいいことをするという以上の意味があるのです。

　この単純なスキルが他者との人間関係に及ぼす影響がきわめて大きいのは、特に意外なことではありません。**あらゆるものや人をより意識するようになれば、当然、他者のこともより意識するようになります。自分がときどきうっかり（あるいはわざと）他者を不快にさせていることに気づいたり、他者が自分を不快にさせている原因に気づくようになります。**自分が他者に言ってもらいたいことや、自分が次に言おうとすることを考えるかわりに、他者が実際に言っていることに耳を傾けられるようになります。こうしたことが起こりはじめた時、他者との関係が本当の意味で変わりはじめたことにも気づくはずです。しかし、つねに自分のことで頭がいっぱいである限り、他者のための時間を見つけるのは難しいでしょう。

　瞑想の利用法にはふたつあります。ひとつは「アスピリン」式のアプローチです。外で忙しい生活を送り、ストレスを抱えて帰ってきて、気分をすっきりさせてくれる何かを求め、それで瞑想をする。気分がすっきりしてリフレッシュできたら、また出かけていって再び忙しい生活を送り、再びストレスを抱える。そして再び気分をすっきりさせてくれる何かを求める。このアプローチは何も悪くありません。頭の中もそれなりにからっぽになるはずです。とはいえ、二番目のアプローチに比べるとそれは限られます。すなわち、同じ心の状態を生活の残りの部分にも取り入れられるようにすることです。

たいていの人が座って瞑想することにあてられる時間は、一日のうちほんのわずかです。残りの時間にマインドフルネスを取り入れることのすばらしい点は、それ以上わざわざ時間をとったり、スケジュールを変えたりする必要がないことです。あなたは計画通りの行動を続けていいのです。なぜなら違いは行動にあるのではなく、それをしているあいだ、心をどこに向けるかにあるのですから。

それではいよいよ、10分間瞑想とマインドフルネスの実践編に入っていきましょう。

第2章

10分間瞑想をはじめる前に

瞑想は誤解されている

最初の僧院に入る時には、瞑想というのは「考えない」こと、「思考を止める」ことだと信じていました。瞑想によって「静かでからっぽな心」になれると聞き、ぜひともそれを味わいたいと思っていました。それまでに似たような体験をしたことがなかったわけではありませんが、私がイメージしていたのは、空洞で満たされ、不快なものは一切入ってこられない、永遠に消えない泡のようなものでした。それは思考や感情とは無縁の場所だと想像していたのです。なぜ人が思考や感情なしに生きられるなどと思ったのかわかりませんが、ともかくこれが私の最初の瞑想へのアプローチでした。けれども、**この「泡」をつくりだそうとすること、「正しく」瞑想するために到達しなければならないと私が思い込んでいた心の状態になろうとすることは、たぶん瞑想にまつわるもっともよくある誤解のひとつです。**

この時も私はすばらしい指導を受けたのですが、問題は、私の抱いていた誤った認識をよけいに強めてしまうような指導のスタイルにありました。毎日、私は導師のもとに行って瞑想の様子を話し、どれだけ頑張っても頭の中を駆け巡る思考を止められないと訴えます。そのたびに、導師はそれらの考えが心に浮かんだ瞬間をとらえられるよう、もっと注意力を高めなさいと言うのです。やがて、私はいつも神経をとがらせているようになりました。何時間も警戒して座っているのは、心の中でモグラたたきゲームをしているような感じです。次の考えが浮かんできた瞬間、ただちに飛びついてそれを消そうと、つねに待ちかまえているのです。

毎日18時間瞑想し、3時間ほどしか眠れない日々で、私はまもなく疲労困憊してしまいました。私はその寺院で何かを得ようと必死に座っていました。けれども努力すればするほど、求めるものから遠ざかっていました。現地出身のほかの僧たちは完全にリラックスしているように見えます。いつも舟をこいでいるように見える者さえいました。むろん瞑想の目的からは外れますが、歯を食いしばるような思いの私からすると、眠れるというのはうらやましい限りでした。

しばらくして、私に力が入りすぎていることに気づいた導師は、少し力を抜くよう言いました。しかし、私はその段階ではもう、あらゆることに力を入れすぎるようになっていました。力を抜くことにさえ。この苦闘はしばらく続きましたが、やがて幸運にも、話が上手で、わかりやすくものごとを説明する能力に長《た》けた導師に出会うことができました。彼の話に私はかなりのショックを受けました。彼の説く瞑想は、私が想像していたものとはまるで違っていたからです。

導師の話

道

導師はまず、往来の激しい道路の脇に目隠しをして座っているところを想像するよう言いました。「今、君には走り去る車の音など背景の音は聞こえるが、目隠しをしているのでその光景は見えない」私は自分が道路脇の草むらに座っているところを想像し、うなずきました。「瞑想をはじめる前というのは、これに似ている。心の中の雑音、つまり様々な雑念のせいで、座ってリラックスしようとした時や夜ベッドに入ってからも、まだこの雑音が続いているような感じがするのではないか？」これには反論できませんでした。なぜなら、個々の思考が意識に上っていない時でも、つねに一定量の雑音というか、心の落ち着かなさを感じていたからです。

「では、次に目隠しをとったところを想像してみなさい。はじめて目の前の道路が、自分の心がはっきり見えるようになる。通りすぎる車、その様々な色や形や大きさが見える。車の音に気をとられることもあれば、外見に関心を引かれることもあるだろう。いずれにしても、これがはじめて目隠しをとった時の状態だ」そこで導師は笑いだしました。「この段階で、瞑想を学んでいる者がとてもおかしなことを言いだすことがある。自分の思考や感情を瞑想のせいにしだすのだ。信じられるかね？」導師はからかうような調子で言いました。「そして私のところに来て言う。『いったい何が起こっているのか、これほど多くの考えがどこから来たのかわかりません。普段、こんなに考えることはありません。私がこんなに考えるようになったのは瞑想のせいに違いありません』と。まるで瞑想が彼らの状況を悪化させているかのように」そこで導師は説明を続けました。

「まずはっきりさせておかなければならないのは、瞑想が君を考えさせているのではないということだ。瞑想はただ君の心を大きな明るいライトで照らし、よく見えるようにしているだけだ。この明るいライトは意識だ。ライトをつけた時に見えたものが気に入らないとしても、それは日ごろの君の心の動きをそっくりそのまま映しだしているのだ」私はじっと座り、導師の言葉について考えました。彼はあることをずばりと言い当てていました。私は瞑想をはじめてからずっと、自分の心の状態を瞑想のせいにしてきました。自分の心がつねにこんな状態だとは信じられなかった。少なくとも、そう信じたくなかったのです。自分はもう救いようがなく、どれだけ瞑想しても無駄なのではないかと私は考えました。けれども、実のところ、こんなふうに感じるのは驚くほど普通のことです。ですから、もしあなたが同じように感じていたとしても安心してください。

導師は私の考えを察したようで、「はじめは心がそう見えるものだ」と穏やかに言いました。「君だけじゃない。誰でもそうだ。だからこそ、心の修行がとても大切なのだ。こんなふうに混乱した状態の心を見ると、どうすればいいのかわからなくなる。人によってはパニックになる。力ずくで考えを止めようとする者もいれば、それを見ないようにして何か別のことを考えようとする者もいる。あるいは、とてもおもしろい考えなら、その考えをさらに進めようとしたり、それに夢中になってしまう者もいる。だがこれらの作戦はどれも、真実から目をそらそうとしているにすぎない。往来の激しい道路のことを思い出してみれば、それは道端から立ち上がって車のあいだを走っていき、往来をコントロールしようとするに等しい」導師はそこで言葉を切りました。「これはかなり危険な戦法だ」と言って、彼は再び笑いだしました。

またも師の言う通りでした。それはまさに私のしていたことでした。瞑想の時だけではありません。すべてがそうでした。私は何もかもをコントロールしようとしていました。瞑想のために座った時、混沌とした心の状態を見て、ついいつもの癖が出てしまっていたのです。飛んでいってその場をおさめ、収拾をつけようとする癖が。うまくいかなければ、もっと努力するだけです。でも、私たちは子どものころにそう教えられたのではないでしょうか。「努力が足りない。もっと頑張れ」と。だから私はひたすら頑張り続けていました。けれども、どれだけ力んだところで心を落ち着けることはできません。

導師は続けて、こんな提案をしました。「こうしてみてはどうか。車のあいだを走り回って何もかもコントロールしようとするかわりに、今いる場所にしばらくじっとしているのだ。するとどうなるか。道端に座り、行きかう車をただ見ていたらどうなるか。ラッシュアワーで道路が渋滞していようと、真夜中で車通りが少なかろうと、どちらでも変わりはない。ポイントは、道端に腰を落ち着け、車の往来を見ているのに慣れることだ」ただ思念が通りすぎるのを見ているというイメージはとてもわかりやすく、私は早くもう一度瞑想をしたくてたまらなくなりました。

「このように瞑想にアプローチするようになると、視界の変化に気づくはずだ。思考や感情から1歩距離をおくことで、空間の広がりを感じられる。自分が傍観者で、思念、すなわち車がゆきかうのをただ見ている存在のように感じられるかもしれない。だがそれを忘れてしまうことがある」そこで彼は心得顔で微笑《ほほえ》みました。

「そしてはっと気づくと格好のよい車を追いかけて道を走っている。楽しい考えが浮かんだ時にはこういうことが起こる。それを目にし、夢中になり、その考えを追いかけはじめる」導師は私が車を追いかけているところを想像して、声を上げて笑っています。「だが突然我にかえり、自分のしていることに気づく。その瞬間が、道路脇に戻るチャンスだ。また別の時には、なんとなく嫌な見た目の車が走ってくるのが見える。それは古くて錆《さ》びた車、つまり好ましくない考えだ。君は迷いなく道路に走りでて、それを止めようとする。しばらくのあいだその感情や思考に抵抗しようとした後、ようやくまた道路に出ていたことに気づく。だがその瞬間、自分が道路にいることに気づいた瞬間が、道路脇に戻るチャンスだ」導師はことさらにゆっくりした口調で続けました。「これは時間とともに楽になってくる。道路に走りでたくなることが減り、思念が通りすぎていくのをただ座って見ているのがだんだん容易になってくる。それが瞑想の過程だ」

心の奴隷にならないためには

このたとえ話はじっくり時間をかけて考える価値のあるものでした。私はその場に座ったまま、師の言ったことについて考えました。その話は、少なくとも理屈の上では、とても筋が通っているように思えました。けれども、どこか腑に落ちないことがありました。私が座って見ている思念の傍観者にすぎないなら、考えているのはいったい誰なのか。両方を同時にすることはできないはずです。「考えはひとりでに浮かんでくるのだ」と導師は説明しました。「むろん、何かを考えようと思って考えることもできる。君には何かを熟考し、思い出し、未来を思い描いて先のことを想像する能力がある。だが、座って瞑想している時や道を歩いている時、机に向かって本を読んでいる時などにふと浮かんでくる考えはどうか。それらの考えは意図して思い起こしたものではないはずだ。ただ浮かんできたのだ。本を読んでいて、次の瞬間に旧友のことがふと頭に浮かぶ。長いあいだその友人のことを考えたこともなく、思い出そうとする努力も何もしていないのに、突然彼のことが浮かぶのだ」これはまさに、私がしばしば経験していることでした。あなたにもそういうことがあるかどうかわかりませんが、本のあるページを読みはじめ、ページの最後まで読み終わって、ただの一言も頭に入っていないことが私にはよくあります。途中でいつのまにか別の考えが浮かび、たいていはそうと気づかないまま注意がそれていたのです。

「つまり、我らが必死に抑えようとしたり、逃れようとしたり、止めようとしている考えというものは、いつでも勝手に浮かんでくるのだということじゃないかね。我らは自分で自分の心をコントロールし、思考の流れをコントロールしていると思いたがる。だが、もしそれが本当に可能なら、君は地球の反対側まで私のアドバイスを求めにきたりしなかったはずだ」彼はいたずらっぽく私を指さして笑いました。「むしろ、思考をコントロールすることが可能なら、そもそもストレスを感じる理由もない。不快な思考をすべてブロックして、楽しいことだけ考えて平和に暮らせばいいのだから」と導師が説明した時、それは信じられないほどあたりまえのことに聞こえました。まるで自分はどこかですでにそのことを知っていたのに、なぜか自分の人生にあてはめるのを忘れていたようでした。「でも生産的な思考はどうですか？」と私は尋ねました。「問題を解決するために必要な創造的な思考は？」

「あらゆる思考が悪いとは言っていない」と導師は答えました。「生きるためには考える能力が必要だ。考えることは心の本質だ。道路は車が走るためにつくられているように、心は思考や感情を体験するために存在する。あらゆる思考が悪いなどと誤解してはならない。ただ、それらとのかかわり方を知る必要があるのだ。**自問しなければならないのは、思考のうち有用で生産的なものがどれだけあって、無用で非生産的なものがどれだけあるかということだ**。その答えを知っているのは自分だけだ。はるばる私に会いにきたということは、君の思考が時に君自身に問題をもたらしている、つまり中には無用な考えもあるということではないかな？」これには反論のしようがありませんでした。私の思考の多くが〝無用で非生産的なもの〟の部類に入るものだったからです。「もし創造的な思考を失うのが心配なら」と、導師はどこか突き放すように言いました。「そもそもそれらはどこから来ると思っているのかね。ひらめきの瞬間は、冷静で理性的な思考から生まれるのか、それともゆったりと落ち着いた心から生まれるのか。いつもせわしなく落ち着かない心に、こうした思考が生まれる余裕などない。つまり心のトレーニングによって、創造的な思考が生まれる余地がさらに広がるのだ。ようするに、心の奴隷になるなということだ。心を操縦し、うまく使うのはいい。だが、向かう方向も定まらず、不安定で混乱した心がなんの役に立つのか」

心はコントロールできない

私は導師に時間を割いてくれた礼を言って部屋に戻ると、話の内容について考え込みました。どのポイントも等しく重要に思えました。私にとってそれはまったく新しい瞑想へのアプローチでした。あなたにとってもそうなのではないでしょうか？　この導師との短い対話から学んだのは、瞑想とは思考を止め、心をコントロールするものではないということです。瞑想とは、コントロールを手放して1歩下がり、受け身の姿勢で注意を集中することを覚え、その一方で心を落ち着けて自然な意識を保つプロセスなのです。導師は、それがストレスのもととなる、終わりのない非生産的な思考にはまり込まないために、1歩距離をおく技術であると教えてくれました。私は、思考とはひとりでに浮かんでくるもので、どれだけ努力しても防ぎようがないのだと学びました。

それから数週間というもの、私はどんどん瞑想に熱中するようになりました。同じテクニックへの新たなアプローチ法に目を開かされた気分でした。最初の1回からもう違いがわかるような気がしました。もちろん以前の癖に逆戻りすることもなかったわけではありませんが、新しい考え方が徐々に身についていきました。導師の言った通り、あいかわらず心がざわついている日もありましたが、途方もなく心が静かな日もありました。道路を行きかう車の量が減って、1台1台の車がよく見えるようになったようでした。それだけでなく、車と車の間隔が広がったようでした。時にはまったく車の姿が見えないことさえありました。その時、自分が瞑想を学んでいて感じた混乱について、ようやく理解しました。「無心」とか「心がからっぽになる」瞬間のことを聞いて以来ずっと、私はそのために何かをしなければならないと思い込んでいました。**けれども実際には、その瞬間が訪れるのは何もしていない時です。1歩下がり、心を解放して自由にさせてやった時、はじめて本当に頭がからっぽになったと感じられるのです。**

ところで、そもそも瞑想するというのは「何かをする」ことではないのか、「何もしない」というのはどういうことなのか——アドバイスを受けた後も、私はたびたびこの問題に悩まされました。しばらくのあいだはおとなしく道路脇に座っていられたものの、そのうちにもっと上達したいと焦るようになりました。心の落ち着きだけで満足できなかったとは信じられないのですが、私はさらなる何かを求めたのです。達観したかったのです。なぜなら、思考は落ち着きはじめていたものの、まだ多くの感情をもてあましていたからです。いらだち、不安、疑いなどの感情がたびたび瞑想体験を曇らせているように思えました。それに、こんな受け身のアプローチが本当に永遠の変化につながるのか、まだ半信半疑でした。僧院で心の落ち着きを感じられたからといって、混沌とした日常生活でも同じようにいくかどうかはまた別の話です。そこで数か月後、その僧院の位の高い導師に再び会える機会がやってきた時、私は自分にとってしだいに大きな障害となりつつあることについて相談しました。

導師の話　青空

「すっきりと晴れた青空を想像してみなさい」と導師は言いました。「いい気分だろう。青い空を見て気分を落ち込ませるほうが難しい」導師はそこで、そのイメージが心にもたらした空間を味わうように言葉を切りました。「次に、自分の心がこの青空のようだと想像してみなさい。雑念とか混乱とか衝動のことを言っているのではないよ」導師はくすりと笑いました。「心の奥底にある自然な状態のことを言っているのだ」と言われ、私は一瞬考え込みました。すっきり晴れた青空を想像するのと、それが自分の心だと想像するのは別です。当時の私の心は、混乱した思考や感情でいっぱいで、とてもすっきりしているとは言えなかったからです。「今がどんな状態かは関係ない。ただそういう状態を想像するのだ。最後にリラックスした幸せな気分だった時のことを思い出せば、想像するのは難しくないはずだ」導師の言う通りでした。人生で幸福だった時のことを思い浮かべたとたん、とても簡単に想像することができたのです。今すぐあなたもやってみてください。

「よろしい。では、次にどんより曇った空を想像してみなさい。青空はまったく見えず、ただ灰色の雲が重く垂れ込めた空を」と導師は強調するようにゆっくり言葉を区切って言いました。「どんな気分になる？」笑みを浮かべたまま導師が尋ねました。「あまりいい気分ではないだろう。この雲が君の心の中の思念だと考えてみなさい。ある時には白くふわふわして心安らぐ光景に見えるが、またある時には灰色でどんよりしている。雲の色はようするにその時の気分や機嫌をあらわしているのだ」たしかにその通りでした。楽しい考え――ふわふわした白い雲――が頭をめぐっている時は、せわしない心の状態もそれほど気になりませんでした。もちろん瞑想をはじめてからは、それらが問題になることもありましたが。一方、愉快でない考え――どんよりした灰色の雲――が頭にある時は、心底不快な気分になってくるのです。

けれども、導師の話で本当に心に響いたのは次の部分です。これはあなたにもぜひ、ずっと覚えておいてもらいたいと思います。「この僧院に来るために、君は飛行機に乗ったね？」

答えのわかりきった質問に、私はうなずきました。「出発の時は曇っていたかね？」と導師は聞きました。「イギリスはいつだって曇っています」と私は答えました。「それでも、飛行機に乗って雲の上に行けば、そこには青い空しかないことがわかるはずだ。地上からはどんよりした灰色の雲しか見えなくても、その向こうにはいつでも青空がある」否定しようもありません。飛行機には何度も乗っていましたが、導師の言う通りでした。「つまり」と導師は肩をすくめました。「空はいつでも青いのだ」導師はすべての答えがその一言にこめられているというように、くすりと笑いました。

　私は部屋に戻り、今しがた聞いた話の重要性に思いをめぐらせました。考え方としてはわかります。空はいつでも青いのです。雲は自分の思念であり、心に多くの考えがある時には、青空が一時的に隠れてしまいます。私の場合、あまりにも長いあいだずっと心が考えでいっぱいだったので、青空の様子をほとんど忘れかけていました。けれども、それだけではありません。私の心に響いたのは、その時の気分がどうであれ、心は本来、青空のようにつねに変わらないものだという考えです。機嫌が悪かったりむしゃくしゃしている時は、ただ雲がよく見えるぶん、それに気をとられやすいというだけです。それが空全体にたったひとつしかない考えだったとしても、ついそればかりに目がいってしまうのです。

空はいつも青くここにある

この教えが私にとってとても重要だった――あなたにとってもそうなればいいのですが――理由は、私がずっと、どうにかして青空をつくりださなければならないと考えていたからです。頭をからっぽにするには、何かを起こさなければならないと思い込んでいたのです。しかし実際には、何もつくりだす必要はありません。**青空とはすなわち「からっぽの状態」であり、それはいつでもそこに――というよりここに――あるのです**。これが私にとってすべてを変えました。瞑想はもはや人為的な心の状態（それが「からっぽ」だとそれまでは考えていたのです）を無理につくりだそうとするものではなくなりました。雲を寄せつけないように努力することでもなくなりました。むしろ、庭にデッキチェアを出して、流れていく雲を眺めるようなものになりました。時には雲のすき間から青空がのぞくこともあり、それはとてもいいものでした。あまり雲に気をとられず、静かにそこに座っていられる時には、さらに広い青空が見えてくることもありました。それはまるで何もしていなくてもひとりでに起こっていることのようでした。そうやって雲を眺めていると、視界が開け、それまで瞑想で感じたことのないからっぽの状態を感じることができました。それだけではありません。自然に心を落ち着けて座り、頑張らず、何もせず、ただそこに「在る」ことに自信がもてるようになったのです。

もちろん、私がいくらもっともらしい話をしたところで、あなたが自分で体験しない限り、たいしたことには思えないかもしれません。けれども、こんなふうに心が自由になったらと少しのあいだ想像してみてください。心の中の思念の多さや強さに悩まされない状態を想像してみてください。何よりも、**自分の心の中に、つねに静かで穏やかで澄みわたった場所があるのを、いつでも帰れる場所があるのを想像してみてください。それは、人生にどんなことが起ころうと、落ち着いた安らかな気分でいられるということです。**

エクササイズ3　肉体の感覚に集中する

では再び、2分ほど本をおいて短いエクササイズをしてみましょう。心の中に何があっても安らかな気分でいられるという考えに立ち返ってみます。前回は音か目に見える対象に集中しましたが、今回は体の感覚に集中します。お尻が椅子に押しつけられている感覚、足の裏が床に触れている感覚、あるいは本の上に載せた手の感覚でもいいでしょう。触覚という肉体の感覚に集中することのいい点は、とても知覚しやすいことですが、それでも心がどこかに行ってしまうことは少なくないでしょう。頭がいっぱいだったり、なんらかの強い感情を抱えている場合、青空のことを思い出しましょう。あらゆる思考や感情の奥に、広々として静かで澄みわたった場所があると想像してみるのです。心がさまよい、別のことを考えていたと気づいたら、そのたびにもとの肉体感覚にそっと注意を戻してください。

思考に逆らうことでよけいな考えは生まれる

それからしばらくのち、私は別の、より人の出入りの多い僧院にいました。そこは地元の人々に対して開かれた僧院で、毎日たくさんの訪問者が訪れます。一日のうちかなりの時間を正式な瞑想にあてるとはいえ、そこでは日々の生活で意識を磨くことにより重きがおかれていました。つまりマインドフルネスを実践することです。それまでは、ある瞑想の時間から次の瞑想の時間へと切れ目なく移ることのできる環境のおかげで、瞑想のために座った時には、かなりすばやく心を落ち着けられるようになっていました。けれどもこの僧院では、瞑想の時間のあいだに庭仕事や料理や掃除や書類仕事などの作業がしばしば挟まるのです。ほかの人と一緒に作業することも多く、様々なことについて話しあったり会話したりする必要もありました。その中には僧らしい会話もあれば、僧らしいとは言えない会話もあります。このようなやりとりの後では、瞑想もかなり違ったものになることに私はまもなく気づきました。以前のように座るとすぐに心が静まるのではなく、心がざわつくことが多くなったのです。

私は心をコントロールしようとする昔の癖に逆戻りし（この癖の強さをあなどってはいけません）、5分たっても心が静まらないと、思考に逆らおうとするようになりました。そうやって抵抗する過程でさらによけいな考えが生まれます。すると、**よけいな考えが生まれていることに気づいてパニックになり、それがまた新たな考えを生むのです。**

幸い、ここにも経験豊かな導師がいました。そこで私は彼のもとに相談に行きました。彼は温かくユーモラスな指導で知られていて、質問にストレートに答えることはめったになく、むしろ質問に質問で返すことも珍しくありませんでした。その一方、答える時には、ほぼ必ずといっていいほどたとえ話の形をとっていて、かつての導師と同じく無尽蔵のたとえ話のストックをもっているようでした。私が問題について説明するのを、導師はゆっくりうなずきながら聞いていました。

導師の話　野生の馬

「野生の馬を飼いならすところを見たことは？」と導師は尋ねました。なんの関係があるのだろうと思いながら、私は首を振りました。導師は少しがっかりしたようでした。たぶん、チベットの草原で生まれ育つということは、イギリスの小さな村で育つのとは違うのでしょう。導師はそのまま野生の馬の話を続けました。それらの馬は捕まえるのが難しく、飼いならすのはさらに難しいといいます。「では、その野生の馬を1頭捕まえて、それを1か所にとどめておこうとするところを想像してみなさい」私は馬の隣りでしっかりとロープを握っているところを想像しました。「それは無理だ」と導師は言いました。「野生の馬をおさえておける者はいない。とにかく力が強いのだ。何人で束になってかかろうと、1か所にとどめておくことはできない。野生の馬を飼いならすにはそれでは駄目だ。捕まえた時にまず肝に銘じなければならないのは、野生の馬は自由に走り回るのに慣れているということだ。長いあいだじっとしていたり、いたくもないのに1か所にとどめられることには慣れていない」私にもだんだん導師の話の方向が見えてきました。「瞑想のために座った時の君の心は、この野生の馬のようなものだ。君が瞑想とかいうものをするために銅像のように座っているからといって、それが突然そこにじっとしていてくれると思ったら大間違いだ。だからこの野生の馬——野生の心——とともに座る時には、相当のスペースを与えてやる必要がある。ただちに瞑想の対象に集中しようとするのではなく、少し落ち着いてリラックスする時間を与えてやるのだ。なぜそんなに急ぐ必要がある?」

またも導師の言う通りでした。私は瞑想の時に焦り、なぜか一瞬も無駄にできないかのように思って、あいかわらずある心の状態にたどりつこうとしていました。そのくせ、どこを目指しているのかもはっきりしないのです。「野生の馬を飼いならす時のような方法で心にアプローチしてみなさい。どこか広い場所、たとえば開けた広大な草原の真ん中にいるところを想像してみなさい。馬はたっぷり長さのあるロープにつながれていて、そのロープの端は君が握っているが、馬には十分に動き回れるスペースがある。捕まっているとかつながれているという感じはまったくしない」私は馬が草原を自由に走り回り、自分がロープの端を軽く握ってその様子を見ているところを想像しました。「そこで片手をもう一方の手に重ね、ロープをそっと引いて少しだけたぐりよせる。たくさんではなく、ほんの少しだけ」導師はそれを強調するように親指と人差し指のあいだを5ミリほどあけてみせました。「そっとやれば、野生の馬はその違いにまるで気づかない。あいかわらず全世界を走り回れるように感じている。これを繰り返して、少しずつ馬をたぐりよせていく。同時に片時も馬から目を離さず、馬が不安にならない、安心できるだけのスペースをつねに与えてやるようにする」

この話はとてもわかりやすく、その過程を思い浮かべるだけで、私はよりリラックスした気分になりました。「つまり、座った時に心が落ち着かなかったら、自分の心にもこのようにする必要がある。焦らずそっと、必要なだけのスペースを与えてやることだ。馬が自然に落ち着ける場所に来られるように、安心し、リラックスして1か所にとどまれるようにしてやるのだ。最初は逆らうこともあるかもしれない。その時はまたロープを少しゆるめてから、同じことを繰り返せばよい。このように瞑想すれば、君の心はとても幸せなはずだ」

幸福も悲しみも来ては去っていくもの

このすばらしいアドバイスのおかげで、私の心はほどなく落ち着きはじめました。あいかわらず心がざわつく日もあったものの、だんだんと思考が通りすぎていくのを穏やかに眺めていられるようになりました。道路と青空のたとえをいつも忘れないようにすると、思考はいくらか扱いやすくなりました。けれども、強い感情が胸に湧き起こった時や、肉体的な不快感を感じた時、そのまま座っているのが難しいことがありました。そのような時に何ごともないようにしているのはほとんど不可能でした。幸福感や恍惚《こうこつ》を感じた時は、できるだけ長くその感情をとどめていたくなります。逆に不快な感情が湧いてきた時は、それにあらがわずにはいられません。抵抗は無意味であり、状況をさらに悪くさせるだけだと何度言われたかわかりませんが、それでもそうせずにはいられなかったのです。

それはしばらく続きました。私はこれを自我との闘いのようなものととらえ、引き下がるのを頑として拒んでいたのです。闘っている相手が自分自身だということに気づけるだけの意識が私にはまだありませんでした。結局、自分ではどうしようもないことを認めざるをえず、私は再び導師との面会を願いでました。事情を話すと、彼は軽くうなずきました。まるで同じことを何百回も聞いたというように。「誰でも同じだ。好きなものにはひきつけられるし、執着する。絶対に手放したくないと思う。問題は、追いかければ追いかけるほど、それが遠ざかっていくように見えることだ。そしてこの快い感情にしがみつこうとするほど、いっそう失うのが怖くなる」

その通りでした。実を言えば、それは私が瞑想をしている時もちょっとした問題になっていました。瞑想中にいい気分を味わえるたびに、期待感が高まります。そして次の瞑想の時には、ただ「その瞬間」にそこに座っていることから離れて、以前の体験を再現しようとしていたのです。「よいものにしがみつこうとするのと同時に、我らは不快なものを懸命に取り除こうとする。それが様々な考えであろうと、やっかいな感情であろうと、体の痛みであろうと同じことだ。すべて抵抗なのだ。抵抗している限り、受け入れる余地は生まれない。受け入れられない限り、安らかな心は決して得られない」こうやって言葉にすればあたりまえのように聞こえると思いませんか？　導師はさらに続けました。「幸福はただの幸福だ。大騒ぎするものではない。来ては去っていくものだ。悲しみもただの悲しみだ。大騒ぎするものではない。来ては去っていくものだ。**いつも心地よい体験をしたいという欲望を捨て、同時に不快な経験をすることへの恐れを捨てることができれば、静かな心が手に入る**」

導師の説明を聞いていて、何かが欠けていると思わずにはいられませんでした。「執着を捨てろ」「抵抗するな」というのはわかるのですが、どうすればそれができるのか。「簡単なことだ。もっと意識するのだ」と導師は言いました。これこそがあらゆることの答えのようです。

他者の不快さとともに座ること

私も自分の意識が磨かれるにつれ、ものの見方が変わりつつあるのは自覚できたものの、そのペースが遅すぎるような気がしていました。そのことを話すと、導師は笑いました。「ふむ、それは短気というものだな」私は肩をすくめてうなずきました。「もう少し意識が鍛えられるまで、これをなんとかする方法が知りたいのです。何か役に立つテクニックがありませんか」と願いをこめて尋ねました。導師は私をじっと見つめてから答えました。「これまで通り、呼吸に集中し、心を落ち着けて自然な意識を保つ練習を続けることだ。だが、さしあたり助けになるかもしれない方法がひとつある」私は期待に満ちた目で導師を見つめました。続いて彼が説明した内容は、あなたもぜひ瞑想でためしてみるといいでしょう。

「瞑想中に心地よい感覚を体験した時は、それをほかの人と分けあうところを想像してみなさい。心の穏やかさ、体のくつろぎ、慰められる感情など、なんでもいい。それを友だちや家族などの大切な人に与え、分かちあうところを想像するのだ。そうはいっても、いろいろ考える必要はない。呼吸に集中し、吸ったり吐いたりする息の数を数えるのはいつも通りだ。ただ、座っていていい気分になったら、それをほかの人と分けあおうとする姿勢を保ちなさい」私にはそれがどう役に立つのかよくわかりませんでしたが、特に害はなさそうだったし、善意の行いです。「次はもう少し難しいかもしれない」と導師は言って、大きな笑みを浮かべました。「瞑想中に不快を感じた時は、それが大切な人の不快さだと想像してみなさい。心の落ち着かなさなり、体のこわばりなり、やっかいな感情なりを寛容の精神で引き受け、自分が彼らの不快さとともに座ることで、彼らがそれを味わわずにすむようにしている、と思い描いてみるのだ」

それはなんとも奇妙な話に聞こえました。いったいなんの役に立つのでしょう。なぜいい気分は分け与え、他者の不快さとともに座るところを想像しなければならないのか。「まあ落ち着きなさい」と導師は言いました。「本当にそうなるわけではない。ただこのように考えるのが、とてもうまい心とのつきあい方なのだ。**心地よい心の状態にしがみつこうと必死になれば、緊張が生まれる。だがそれを人に分け与えるところを想像すれば、緊張は解け、予断も消える**」なるほど、それはわかります。でも、もう一方はどういうことでしょう？「不快な感情については、我らはつねにそれを取り除こうとしている。これもまた緊張を生む。だから普通と反対のことをするのだ。すると抵抗がなくなる。抵抗がなくなれば緊張もなくなる」私は考えました。たしかに筋は通っています。むしろ、きわめて凝った逆心理をつくやり方のようにさえ思えました。それと同時に、より人のためを思う心を育てているのがおもしろい点ではないでしょうか。

導師との面会を終えると、私はさっそくアドバイスを実践してみました。瞑想のしかたを変える必要はありません。問題はアプローチのしかたであり、瞑想体験について判断を下そうとする態度を控えるよう心がけることです。私は半信半疑でしたが、はたして導師の言った通りでした。心地よい感覚を分けあおうと考えれば、それはより長く続き、瞑想が一段と楽しくなりました。どこがどう変わったかをはっきり言うのは難しいのですが、多少なりとも利己的な姿勢が減ったのではないかと思います。もう一方も同じく効果的でした。この方法を取り入れたからといって、不快な感情や緊張がすぐに消えたとは言えませんが、目的は、より自信をもち、受容の心でこれらの感覚とともに座る方法を見つけることです。そしてたしかに、誰かのためになることをしていると思うだけで、何もかもがずっと楽になりました。私にとってこのアプローチは、心のあらゆる面を理解する能力や、理解しようとする気持ちに相当の変化をもたらしました。その時まで、私はただ心地よい感覚を味わうことだけを望み、不快な感覚をつねに恐れていました。しかし、これがすべてを変えたのです。今まで見たことのなかった自分の心の一面を目にし、理解したような気がしました。そして、それを見たことがなかったのは、むろんいつも必死にそれから逃げようとしていたからです。

エクササイズ4　心地よさ、不快感に集中する

今すぐやってみましょう。また2分ほど本をおき、軽く目を閉じ、体の感覚に集中してください。ただし、前回のように中立的な感覚に集中するのではなく、体のどこかの心地よい感覚、または不快な感覚に集中します。たとえば、手や足が軽く感じたり、肩に張り

を感じたりしませんか。普通ならば、あなたはたぶん、不快な感覚に抵抗し、心地よい感覚にしがみつこうとするはずです。けれども、それを逆にして、**心地よい感覚を人と分けあい、人のかかわりに不快な感覚とともに座るというルールを取り入れてみるのです。**するとどうなるでしょう。瞑想体験が変わるでしょうか。心地よい感覚に集中するなら、それに集中しつつ、それを他者と分けあうという心がまえでいるようにしてください。同様に、不快な感覚に集中するなら、誰か大切な人のためにそれを味わい、その人のためにそれを引き受けるという心がまえでいるようにしてください。

負の感情にふたはできない

私が僧になった理由を振り返ってみると、不幸を感じはじめた瞬間がいつとは言えないものの、ある一連のできごとによって限界を超えてしまったのは間違いありません。10代後半に母が再婚し、私には継父に加えて新しく妹と弟ができました。それからしばらくして、新しい妹のジョアンが死にました。自転車に乗っていて、居眠り運転の車にはねられたのです。このできごとは家族に言い知れないショックを与えましたが、私は立ち止まってそれを受け止め、十分な時間をかけて消化することをしませんでした。自分を取り巻く悲しみと向き合うことができず、向き合いたくなくて、ただ進み続けたのです。そうすれば悲しみから逃げられるかのように、実際に遠くにも行きました。悲しみはいなくなってはくれませんでしたが、少なくとも気づかないふりをして生活できる時間を少し引き延ばしてくれました。

しかし、その数か月後、かつての恋人が心臓の手術中に亡くなったことを知りました。その知らせを受けた時、なんでもないことのように軽く聞き流したのを覚えています。一人前の男になるというのは、ものごとに動じないでいられることだと思っていたのです。私は感情をもてあまし、自分の知っている唯一の方法に頼りました。内側に押し込めたのです。

二度あることは三度あるといいますが、案の定、まもなく三番目の事件が起こりました。クリスマス・イブの日、私は友だちとパーティに出かけました。真夜中を過ぎたころ、それぞれに酔っ払って解散ということになりました。誰もがご機嫌でメリークリスマスと言いあったり、別れのハグをしたりしていました。私がふたりの友だちと人の輪を離れた時、坂道の向こうから走ってくる車の音が聞こえました。振り返って、なぜライトをつけていないのだろうと思ったことを覚えています。車はどんどんスピードを上げながら坂道を下ってきます。その途中で、運転していた男性は車のコントロールを失いました。後でわかったことですが、男性の血中アルコール濃度は法定限度の4倍以上もあったといいます。車は私たち3人をぎりぎりでよけた後、歩道に乗り上げ、固まっていた友だちの輪の真ん中につっこみました。それはまさに悪夢の光景でした。景色がスローモーションになり、連続写真のように一部始終がコマ送りになりました。あるショットは衝突の瞬間で、友だちの体が人形のように宙を飛んでいます。

別のショットでは、友だちの体がだらりと壁にもたれかかっています。その晩、数人が死亡し、多数が重症を負いました。人生でこれほどの無力感を感じたことはありませんでした。

根性と意思の力のせいか、圧力鍋のふたをあけたら何が起こるかわからないという恐怖のせいか、私はこの一連のできごとの後にやってきた感情を、かなりのあいだ、どうにか押し込めていました。けれども1年ほどしてから、それが別の形で顔を出し、まわりの世界に影響を与えはじめました。**こと感情については、沈めたものは必ず浮かんでくるのです。それは感情そのものとして表に出てくることもあれば、なんらかの形で行動に影響を与えだすこともあります。時には肉体的な健康に影響を及ぼすことさえあります。**ストレス性疾患は近年増加の一途をたどっていますが、それがストレスの加わる状況や環境からくる負の感情にうまく対処できない結果としてあらわれることは広く知られています。

幸福とは心地よくいられる能力のこと

僧院に入るころには、こうした感情は確実に表に出てきていました。感情と思考がセットでやってきて、そのおかげで感情の正体がよくわかることもありましたが、感情だけが湧いてくることのほうが多く、この悲しみに気づいた時、なんだか裏切られた気がしました。私は悲しみを感じたくてここに来たのではありません。山の中で平和と静けさを得たくて来たのです。

しばらくのあいだ、私はこれらの感情との闘いを続け、抵抗したり無視しようと頑張っていました。そうしながら、同時に無知や抵抗を捨てようとしていることの皮肉にはまるで気づきませんでした。感情をコントロールできないことに、私はいらだち、瞑想の修行が進んでいないと考えるようになりました。もしかしたら自分は瞑想に向いていないのではないかとも思いはじめました。また、瞑想をしようと座るたびに不安に襲われるようになりました。

ある日、もう耐えられないと思った私は導師に会いに行きました。私が瞑想中のできごとについて話すのを導師はじっと聞いていました。話し終え、やっかいな感情に対処するための秘密の特別テクニックを授けてもらえるのだろうと期待をこめて待っていると、導師は逆に私に尋ねました。

「誰かに笑わせてもらうのは好きか？」「もちろん」と私は答えました。「では誰かに泣かされるのは好きか？」私は「いいえ」と首を振りました。「よろしい。では、もし私が二度と悲しみを味わわずにすむ方法を教えるといったら、聞きたいかね？」「それはもちろん」私は勢いよくうなずきました。「だがひとつ条件がある。二度と笑うこともできなくなるのだ」導師は突然真顔になりました。私の考えを読んだように。「ふたつはセットなのだ。どちらか一方だけを手に入れることはできない。コインの裏表のようなものだ」私は考え込みました。すると導師は言いました。「考えるのはやめなさい。どうせ不可能だ。もし教えてほしいと言われても、そもそもそんな方法はない」

「ではどうすればいいのですか」と私は尋ねました。「この四六時中悲しい気持ちから抜け出せないなら、どうやって幸せになれるのでしょう」導師が真剣な表情に変わりました。「君は間違った幸福を求めている。真の幸福は、楽しい時に感じる幸せと悪いことが起こった時に感じる悲しみを区別しない。瞑想とはそのような幸せを見つけるためのものではない。そのような幸せがほしいならパーティに行けばいい。**私のいう幸福とは、どんな感情が湧いてきても、心地よくいられる能力のことだ**」「でも、不幸な気分の時にどうすれば心地よくいられるというんですか？」と私は言い返しました。

「こう考えてみなさい」と導師は続けました。「それらの感情は人間であることの一部だ。いつも君より幸せそうな人や、いつも君より不幸そうな人が知りあいの中にいるだろう？」私はうなずきました。「そのように、人によってはある気分を感じやすい傾向というものがある。**幸せを感じやすい者もいれば、不幸な気分に沈みやすい者もいる。だが、大切なのはその下にあるものだ。なぜなら感情は誰にもコントロールできないからだ**。幸せな人間も自分の幸せをずっとつかまえてはおけないし、不幸な人間も不幸をどこかにやってしまうことはできない」これは私が導師に期待していた手っとり早い魔法の答えではなかったものの、少なくとも筋は通っていました。

導師はさらに続けました。「今もっとも悩まされている感情はなんだね？」「だいたいは悲しみです」と私は答えました。「でも、そのせいで瞑想について不安になり、それから悲しくなったり不安になるのを止められないことに怒りを感じます」すると導師は「よろしい。不安と怒りについてはひとまず忘れなさい。それについてはまた後で考えればよい。それに、それらは悲しみに対する反応にすぎない。もともとの感情である悲しみに注目してみよう。悲しみは君をどんな気分にさせる？」答えはわかりきっていると思いました。「悲しい気分です」導師は「違う」とぴしゃりと言いました。「それは君の考えだ。悲しみによってどんな気分になるかと君が頭で考えたことだ。実際の気分ではない」

私は譲りませんでした。「いいえ、実際に悲しい気分になります」と私は言いました。「よろしい。では、それはどこにある？」と導師は尋ねました。「どこにって何がですか？」と少し混乱して聞き返しました。「悲しみはどこにあるのかと聞いている。心にあるのか、体にあるのか？」私は「あらゆるところにあります」と言いました。「たしかか？」と導師は追及しました。「その感情を見つけようとしたことがあるかね。それがどこにあるのか見つけようとしたことが」私は悲しみについて考えることに頭がいっぱいで、それを探そうなどとは思ってもみませんでした。私は少しばつの悪い思いで首を振りました。「よろしい。ではその仕事が先だ。悲しみのある場所を見つけてきなさい。それからもう一度話そう」面会はそれで終わりでした。

悲しみのありかを探してみる

それからの数週間、私はかなりの時間を費やして悲しみの感情を見つけようとしました。悲しみは私の思考を染めているように思えるものの、思考そのものが悲しみだとは言えません。それに、思考そのものがとらえどころがなく、それがどこかにつねにあるという感触も得られませんでした。特定のことを考えると悲しみの感情が強まるような気がするのはたしかでしたが、それは導師が見つけるよう言ったものとは違います。そこで、私は瞑想中に心の中で自分の体を調べることにしました。体を上から下までスキャンし、悲しみと呼ばれているものを探しました。曖昧でとらえどころがないのはたしかです。けれども、悲しみの感情は体の中に存在していると自信をもって言えるだけのたしかな肉体的感覚がありました。

導師は私を部屋に招き入れながら言いました。「それで、探していたものは見つかったのかな」

「どちらとも言えません」と私は答えました。「心の中や思考の中に悲しみを見つけることはできませんでしたが、悲しみは私の考えを染めているように思えます」導師はうなずきました。「でも、体のどこかに、もっと強く、もう少し具体的に悲しみを感じられる場所があるような気がします」導師はまたうなずきました。「**問題は、見つけたと思うたびに、体の別の場所に移ってしまうように思えることです**」導師は微笑み、わかるというようにうなずきました。「ふむ。そうやって動き回るものを調べるのは大変だ。それでわかったのかね？　悲しみはどこにあった？」導師は眉を上げて尋ねました。「だいたいはここで感じます」と言って、私は胸を指さしました。「ほかには？」と導師が聞きました。「ええと、ここでもたまに」と私は横隔膜のあたりを指さしました。「耳はどうかな？」と導師は言いました。「つま先は？　そこには悲しみがあったのかね？」導師は間違いなく私をからかっていましたが、たしかに彼の言う通りでした。耳やつま先に悲しみはなかったからです。というより、そこを探すことも忘れていました。「では、君の悲しみはこのあたりにあるんだね？」と言って、導師は私の胸を指しました。「でも正確には？　もっと細かく特定しなければ。それにそこにあるとして、それはどんな形でどのくらいの大きさなのかね？　もう少しよく調べて、それからまた来なさい」

感情をより意識すること

私は再び、悲しみのありかを突き止めようとしました。この時、悲しみを観察していてあることに気づきました。悲しみの強さが弱まっているような気がしたのです。偶然かどうかわかりませんが、たしかな変化でした。ともかく、私は言われた通りに再び悲しみを探しました。でもそれは大変でした。決まった形や大きさがないように思えたからです。とても大きく感じることもあれば、もっと小さいと感じることもあります。とても重く感じることもあれば、もう少し軽く思えることもあります。はっきり悲しみのありかを見つけたと思った時でも、その中心を見つけるのは大変でした。そして中心を見つけてそこに集中したとたん、その中にまた中心があることに気づくのです。きりがありませんでした。ただひとつ、無視できなかったことがあります。悲しみの強さが弱まり続けているのです。思考をたんなる意識に変えることで、何かが起こり、何かが変わったことはもはや疑いようがありません。これはただのからくりで、はじめから何も見つからないのが導師にはわかっていたのでしょうか。私は次に会った時に尋ねてみようと決心しました。

見た目にも変化があらわれていたのか、導師は私がドアをあけたとたん、私の悲しみが減っているのを悟ったようでした。私の説明を導師はじっと聞いていました。あれは私が始終考え続けるのを止めるためのからくりだったのではないかと言うと、導師は体を前後に揺すりながら声を上げて笑いだしました。「実におもしろいからくりだ」と導師は言いました。「違う、からくりではない。君がここに来た時、私は瞑想ではより意識をとぎすませることを学ぶのだと言った。不快な感情を追い払えるとは一度も言っていない。ただ、より意識をとぎすませていれば、不快な感情が湧いてくるすきがほとんどなくなる。ずっと不快な感情のことを考えていたら、当然、多くのすきを与え、それを自由に動き回らせることになる。だがそれについて考えなければ、それは勢いを失う」

「つまりはからくりだったのでしょう」と私は言いました。「からくりではない！」と導師は声を上げました。「探していた悲しみは見つかったか？」「いいえ、残念ながら」と私は答えました。「そうだろう」と導師は笑みを浮かべて言いました。「私はその感情が存在するともしないとも言っていない。だが、君はその感情をよくよく調べてみた結果、実は見つけるのがとても難しいことに気づいた。自分がある感情に強く反応していると気づいた時には、このことを思い出すといい。前に来た時、君は悲しみだけでなく、いらだちや不安も感じると言った。だがこれらは、もともとあった感情に対する君の反応にすぎない。それが状況をさらに悪化させていたのだ。今はどうだ？　意識をとぎすませて悲しみを観察している時、怒りや不安を感じたか？」私は首を振りました。導師の言う通りです。どちらも感じていなかったのです。時には、探しているはずのものが見つからないことにいらだちを覚えることもありましたが、不安を感じていないのはたしかでした。むしろ、瞑想が楽しみになり、自分をこれだけ悩ませているはずのものがどうしても見つからないという事実に、笑ってしまったことさえ何度かありました。「そうだろう」今度はさらに大きな笑みを浮かべて、導師は再び言いました。「反応すべき感情を見つけることさえできないのに、なぜそれに強く反応することがある？　**何かに抵抗するには、その正体をわかっている必要がある。感情について我らがこうだと考えているものは、多くの場合、ただの思い込みにすぎない。**もう少しよく見れば、それが実際には自分で考えていたものと違っていたことがわかる。そうなると抵抗は難しくなる。そして抵抗がなくなれば、ただその感情を受け入れることができる」

　私にたやすくそれができたとは言いませんし、それ以後、不快な感情が一切消えたわけでもありません。しかし、この経験がいくつかのことを教えてくれました。中でももっとも大切なのは、多くの場合、感情そのものが問題なのではないということです。それにどう反応するかが問題になるのです。たとえば、怒りを感じた時、それにさらなる怒りで反応したら、火に油を注ぎ、怒りの炎を燃え続けさせることになります。あるいは不安になった時、不安になっていることに不安を感じはじめます。1歩下がってもう少し視界を広げれば（これは瞑想がなければできなかったことです）、もとの感情をありのままに観察できます。そして、その感情に意識を向けるだけで、それはもう自分の出番は終わったとばかりに、どこかへ行ってしまいます。不快な感情が湧いてきた時、私たちはそれを追い払おうとします。それを感じたくないし、近くにいてほしくないと思います。しかし、このような反応は、その感情をより大きく見せるだけです。

感情が浮かんでは消えていくのにまかせることを学び、心の奥にこの意識と視野を保っていれば、どれほどやっかいな感情が襲ってきても、それがどんなに強烈でも、つねに平気だと感じられます。もうひとつ学んだのは、何かに対する「考え」が時に実物とは大きく異なるということです。私はとても悲しいと考えていましたが、悲しみのありかを見つけようとしてみたら、見つかったのは刻々と変わる考えと肉体的な感覚だけでした。つねに変わらない感情を必死に見つけようとしましたが、見つかったのは気分に染められた思考と肉体感覚だけだったのです。

移りゆく感情は人生体験にかかせない

私たちは自分の感情に気づいていないことがよくあります。コントロールできないほどの極端なものになれば気づきますが、それ以外の時はただ背景にあって、私たちのものの見方に影響を与えています。また、感情は移り変わりが早く、そうと気づかないうちにいつのまにか気分が変わっていたりして、その点も感情を見分けたり特定するのを不可能に思わせています。最近、幸せを感じた時のことを思い出してみてください。それがいつはじまったか覚えていますか。幸せの感情が生まれた瞬間を特定できますか。またそれはいつ終わりましたか。最近、怒りを感じた時についてはどうでしょう。怒りが湧いてきた時の状況やいきさつは覚えているかもしれません。でも怒りの感情がはじまった時と終わった時を思い出せますか。それらの感情が突然消えたのはなぜでしょう。勢いがなくなったから？　もっと大切なことに関心が向いたから？　あるいはただ次の感情と入れ替わったからでしょうか？

私たちの人生体験の中心にあるものなのに、私たちは驚くほど感情について理解していません。神経科学者は、生理学的に起きていることをおそるべき正確さで教えてくれます。そして行動科学者がそのデータを解釈し、私たちがなぜそのように感じるのかを合理的に説明してくれます。これは役に立つし、おもしろいものの、それで私たちの感情が変わるでしょうか。さらに言えば、それで感情に対する私たちの反応のしかたが変わるでしょうか。怒ると体内に有害な化学物質が放出され、血圧が上がるので怒らないほうがいいということを知っていたからといって、その知識が怒りを止める効果はほとんどありません。同様に、ゆったり気楽にかまえていればストレスをあまり感じずにすむということを知っていても、不安でたまらない時にはなんの役にも立ちません。時に、頭で理解していることと、日々体験する実際の感情とのあいだには、深い溝があるように思えることがあります。

いい感情も悪い感情も含め、一切の感情というものがない人生を考えてみるよう私の導師は言いましたが、あなたは感情のない人生を生きたいと本気で思いますか？　**感情は私たちの人生体験に欠かせないものです。やっかいな感情に押しつぶされそうな時は、そのすべてをどこかにやってしまいたいと思うかもしれません。けれども、それはたいてい一時《いっとき》のことです。**

瞑想をはじめる時、感情を消し去ろうと努力したり、瞑想によって一切の感情をもたない石のような人間になってしまうのではないかと恐れたりする人がよくいます。しかし、すでに見てきたように、まったくそんなことはありません。

感情は「自分」と「世界」のフィルターである

感情は、人や状況やおかれている環境に対する私たちの認識に影響を与えます。その直接の結果として、人や状況やおかれている環境と自分との関係にも影響を与えます。感情は「自分」と「世界」のあいだのフィルターなのです。

怒りを感じている時、世界は脅威でいっぱいのように見えます。自分の今おかれている状況が障害に見え、他人が敵に見えます。逆に幸せな気分の時は、世界はとても居心地のいい場所に見えます。同じ状況がチャンスに見え、同じ人が味方に見えます。まわりの世界はたいして変わっていないのに、私たちの世界の体験はがらりと変わるのです。

このフィルターという概念について考える時、私は休日によく行くお気に入りの場所を思い出します。そこは海に面した岩山で、強い自然の力の前に、天候はしょっちゅう変わります。お気に入りのベンチに座ると、村の上にそびえ立つ岩山の稜線と、海に向かってのびる砂浜が見えます。晴れた日には、この岸壁はそれはすばらしい眺めです。深い赤の岩肌には威厳さえ感じられます。離れたところからでも、細部まで手に取るように見えます。こうした日の岩山は神々しくもあります。けれども少し曇った日には、岩山の外見は一日のうちにくるくると変わります。雲の影が落ちると、岩肌は冴《さ》えないくすんだ茶色になってしまいます。時によっては少し黄色がかって見えることもあります。雲の色が黒に近い時は、緑色に見えることさえあります。嵐の日には、岸壁はまったく違う姿を見せます。色はほとんど黒に近く、頂点にかけての切り立った稜線が空を切り裂いているように見えるのです。そのような日には、岩山は近寄りがたく威圧的に見えます。岩山自体はどこも変わっていません。ただ上空を通りすぎる雲が、岩山の姿が違って見えるような錯覚をつくりだしているだけです。これと同じように、**感情のフィルターが、その時の世界の見え方を錯覚させているのです。**

とはいえ、一時的な嬉しさや悲しみとは異なる感情もあります。たとえばより根深くしみついた幸福感や悲しみです。瞑想では、これらは「気質」と「状態」という観点で語られることがあります。

「気質」は性格を特徴づける感情、「状態」は一過性の感情

気質というのは、「明るい」とか「暗い」といった、その人の性格を特徴づけている感情です。気質には、私たちの人格形成に影響を与えてきた生い立ちや社会的立場や経験が反映されています。これらはまるで遺伝情報の一部のように、しっかりと埋め込まれているように感じられます。そのため、多くの人は自分の気質に気づいてさえいません。

自分の気質がどんなものか、少し考えてみてください。自分がどんな人生観をもっているかを考えるといいかもしれません。人生は自分の味方だと感じますか、それとも敵だと感じますか。人生は喜びですか、それとも苦役でしょうか。どちらであっても瞑想の効果は変わりません。ただし、前者のほうがずっと生きるのは楽しいかもしれませんが。あなたの友だちや家族や同僚はどうでしょう。きっとどちらのタイプの人も思い浮かぶのではないでしょうか。どん

なことでも――宝くじに当たっても、恋人ができても、昇進しても――否定的に解釈しようとする人がいます。こういう人は、ときどき激しく怒ったり、あるいはずっと嘆いたり文句を言ったりして暮らすのです。その一方で、「本当にこんな人がいるのか」と思うほど、どこまでも陽気な人もいます。むろん、それがその人の本当の姿でないこともあるでしょうが、生まれつき人生に満足して楽しく生きているように見える人は間違いなくいます。よって、これらの感情は性格的な気質とみなすことができます。

一方、「状態」というのは、日々浮かんでは消える一過性の感情のことです。誰かに何か嫌なことを言われたとか、子どもがはじめて歩いたとか、悪い知らせを受け取ったという時、これらのできごとに対してそれにふさわしい感情が湧いてきて、やがて消えていきます。これらはいわば人生の「浮き沈み」です。道路であるドライバーにむっとすることがあったとします。けれども怒りに火がつく前に、ラジオに気をとられ、気づけば笑っていて、怒りを忘れているかもしれません。あるいはもっと深刻なものもあるでしょう。失業してから長いあいだ気分が落ち込んで、しばらくそれが去らないこともあるかもしれません。いずれにしても、感情がこのようにあらわれては消えていくという事実は、それが「気質」ではなく一時的な「状態」であることを物語っています。時には、ある感情の状態が深くしみついてしまって、まるで気質のように思えてくることもあります。感情が圧倒的すぎて、その先が見通せなくなるのです。このような状況では、感情が人格に影響を与えだすこともあります。うつ病がそのいい例です。したがって、**場合によっては両者を区別しづらくなることもありますが、違いを知っておいて損はありません。**

感情をどうやって迎え、どうそれに反応するか

思考を「いい」とか「悪い」と決めつけなかったように、感情についても同じことがいえます。と言うと、たいてい「何を言ってるんだ、怒りが悪くないなんてよくも言えるな。誰かを怒鳴りつけたら悪いに決まっているし、自分も嫌な気分になる。怒っている時は爆発しそうな気分になる。怒りの何がいいというんだ？」という反応が返ってきます。もちろん、怒りの結果どうするかはまったくの別問題であり、自制心を働かせることが大切ですが、瞑想においては、それがオープンな心を身につけるのに役立つのです。過去の体験から感情にただ「いい」「悪い」とレッテルを貼るのではなく、感情そのものの性質に好奇心や興味をもつ姿勢です。それがなければ、「ポジティブ」な感情を追い求め、「ネガティブ」な感情はすべて追い払おうとするこれまで通りの態度から抜け出せません。そのアプローチがこれまで役に立ってきたかどうかは、あなた自身が知っているはずです。

そこで適度の好奇心を思い出してください。感情が浮かんでは消えるのを観察し、心と体に何が起こっているのかに注目するのです。ここでの目的は頭をからっぽにすることであり、ど

んな感情があろうと落ち着いていることです。つまり、魅力的に見える感情の後を追いかけたり、怖そうな感情から逃げたりせず、それらが通りすぎていくのを道端に座って眺めていることです。瞑想は、感情が湧いてくるのを止めるためのものではありません。思考が浮かんでくるのを止めるためのものでないのと同じです。**思考と同じく、感情もひとりでに湧いてくるものです。重要なのは、それらの感情をどうやって迎え、どう反応するかなのです。**

瞑想を通じて感情にアプローチする際に必要なのは、感情をさらに重視することではありません（もうすでに十分な関心が向けられていますす）。感情とよりうまくつきあう方法を見つけることです。**感情を意識し、認識し、味わい、感情とともに生きる一方で、感情に振り回されない方法を見つけることが必要なのです。10分間瞑想とマインドフルネスはそのためのベストな方法を教えてくれるものです。**

理性のレベルでは、私たちはいわゆるネガティブな感情に価値を認めることもあります。「人生であのつらい時期を経験していなかったなら、頑張って何かを成し遂げることはできなかった。もしさかのぼって過去を変えられるとしても変えないだろう」と話す人はよくいます。時間がたち、視野が広がると、過去に体験した感情がかなり違ったものに見えてくることがあります。

人生に問題はつきものです。問題が起こった時、自分にはその状況を乗り越えられるだけの能力が備わっているとわかっているのはいいものです。それは、あなたがその感情を味わわなくてすむということではありません。確実に味わうでしょう。ただ、つきあい方しだいで、よりすばやく、より容易にその感情を消化できるということです。

エクササイズ5 自分の感情に気づく

私たちは自分の今の感情をつねによく認識できているとは限りません。たいていの場合、今していることや考えていることに気をとられているからです。けれども瞑想をはじめると、おのずと自分の感情によりよく気づくようになります。感情の種類、感情の強さ、ある感情はいつまでも居座り、ある感情はすぐに消えてしまうことなどに気づきます。たとえば、たった今、あなたはどんな気分ですか。2分ほど本をおき、目を閉じてください。最初に体の感覚を意識すると、その背後にある感情についての手がかりを与えてくれるので便利です。体は重く感じますか、軽く感じますか。体は落ち着いていますか、落ち着かない感じがしますか。窮屈な感じがしますか、解放感を感じますか。急いで決めず、適度の好奇心をもって、それぞれの質問に20秒から30秒ほどかけて答えてください。次に、呼吸はどう感じますか。速いですか、遅いですか。深いですか、浅いですか。変えようとせず、ただ少し時間をかけて呼吸の感じをたしかめてください。エクササイズが終わるころには、きっと自分の気分や感情についてよりわかるようになっているはずです。ただし、よくわからなくても心配はいりません。練習するごとにだんだんわかるようになります。

適度の好奇心は有益な発見をもたらす

瞑想とは、ただ日々の心を写真に撮ることだとはじめて聞かされた時は、なかなか信じられませんでした。自分の心をそこまで意識した経験がなく、心をそんなふうに見たことがなかったからです。一方ではすべてになじみがあり、他方では私の予想していたものとまるで違っていました。これまでに紹介してきたいくつかの短いエクササイズをしただけで、あなたもすでに自分の心について、同じような感想を抱いているかもしれません。私たちは何か新しいものや予想外のものに出くわした時、なじみのあるものに対してとは違う反応を示しがちです。驚きや興奮を示す人もいれば、不安や恐怖を抱く人もいます。心を観察する時でもそれは同じです。

瞑想をはじめた時の私は、猪突猛進型《ちょとつもうしん》でした。途中経過にはあまり関心がなく、ひたすら瞑想の究極の成果、つまり悟りを体験したいと思っていました。いわば「悟りか無か」というような姿勢で、「今、ここ」を味わい、人生の起伏を楽しむよりも、未来のゴールばかりに目がいっていました。なんらかの体験を追い求めたり、進歩のきざしや成果で報いられたいと望むのは、瞑想ではよくある間違いです。**心の平和や知恵というものは、見つけようと頑張りすぎ**

れば必ず逃げていきます。

瞑想では、ゴールと道のりは同じものです。つまり私のアプローチは、休日にドライブに出かけて、途中のどこにも止まらず、休憩もとらず、昼のあいだに窓の外を見ることさえしないで夜まで走り続けたようなものです。まったく目的を果たしていなかったのです。

あなたの瞑想に対するアプローチ法には、必ずあなた自身の生い立ちや性格といった要素が反映されます。その中には気に入るものや役に立つものもあれば、気に入らないものやまったく役に立たないものもあるかもしれません。けれども、瞑想に対して心からの興味と好奇心をもってさえいれば、それらの要素はたいした問題ではありません。なぜなら、それらは瞑想の一部となり、観察対象の一部となるからです。私の師のひとりは、これを「適度の好奇心」と呼んでいました。これを瞑想へのアプローチに取り入れると、心がとてもオープンになったように感じるはずです。たとえば、あなたもかつての私のように、1回の呼吸を見ただけですべての呼吸を理解したように思ってしまうかもしれません。呼吸に集中する時にこのような態度では、あっというまに興味を失ってしまうでしょう。けれども、時間をかけてもう少しよく見てみれば、どの呼吸もそれぞれ違うことに気づくはずです。同じことは、心を通りすぎていく思考（時に同じ考えが繰り返し浮かんでいるように思えたとしても）、そして体に生じる感覚にも言えます。

適度の好奇心をもって瞑想にアプローチするというのは、一切の予断をもたず、辛抱強く、穏やかに関心を示すことのように私には思えました。たぶん、木陰にそっとしゃがんで野生動物を観察する時のような感じではないでしょうか。あなたは心を奪われ、魅了されているので、観察対象に100パーセント集中しています。その瞬間の貴重さにも気づいていて、いらだつこともなければ、動物に何かしてほしいと思うこともなく、ただありのままの状態を観察することに満足しています。あるいは、床を歩いている虫を観察するようなものかもしれません。最初、あなたは「ああ虫か」と思います。けれどもよく見ると、虫の脚が見えます。もう一度よく見ると顔のつくりがわかります。見るたびにこの「虫」について新しいことに気づくのです。**この適度の好奇心を瞑想に、さらには日々の生活に取り入れれば、予想外の、しかも有益な発見があるはずです。**

エクササイズ6　頭からつま先までをスキャンする

この適度の好奇心を養うよい方法のひとつが、体の感覚に適用することです。再び本をおいて、軽く目を閉じてください。頭のてっぺんからはじめて、足のつま先まで、全身を心の中でスキャンします。最初はすばやく、頭からつま先までを10秒ほどでスキャンします。次はもう少しゆっくり、20秒ほどかけてスキャンします。最後にさらにじっくり、30〜40秒ほどかけてスキャンします。全身をスキャンしながら、体のどの部分がリラックスしていて楽に感じられるか、どの部分に痛みやこわばりや窮屈さが感じられるかをたしかめてください。判断を下したり分析したりせず、ただ今の全身の感覚を全体像として組み立てるようなつもりでやるといいでしょう。ときどき別のことを考えてしまっても心配はいりません。心がどこかに行っていたことに気づいた時点で、覚えている最後の部分に戻ってまたスキャンを再開してください。

第3章
10分間瞑想をはじめてみましょう

呼吸を利用してみる

世界には数千もの瞑想法が存在し、それぞれに歴史や伝統も異なれば、重視する点も違います。とはいえ、大部分の瞑想法の中心にあるのは、集中すると同時にリラックスし、すでに述べてきたような自然な意識を保つことです。言い換えれば、「今、この瞬間に在ろうとすること」です。「自分の心はまるでそんな状態じゃない、いつも心が混乱していて、とてもそんなふうにはなれない」とあなたが言う前に言っておきますが、これはあなたが今から学ぼうとしているスキルだということを忘れないでください。

どのような文化や伝統から生まれたものも、どんなに複雑に見えても、また何を目的にしていようとも、すべての瞑想はふたつの基本要素のうち少なくともひとつを柱にしています。すなわち集中（心を落ち着けること）と深い理解（悟ること）です。このどちらか一方だけしか取り入れていない瞑想法もあれば、両方を取り入れているものもあります。様々な瞑想法を隔てているのは、おもにアプローチと目指す結果の違いです。瞑想の目的は、たとえば集中力を増すことや、帰依の心を芽生えさせること、哀れみの心を育てること、パフォーマンスを向上させることなど、多種多様なものが考えられますが、どの瞑想法も、これらふたつの中心的要素のうち少なくともひとつに頼っています。マインドフルネスは、これらふたつの要素を一体化させて、現代人の需要に合った幅広く柔軟なテクニックにした好例と言えます。これからお教えする10分間瞑想もそうです。同様にふたつの要素をともに取り入れつつ、心を落ち着けることのほうにやや重きをおいています。

真剣に何かに集中した時、どれほど心が静まるかに気づいたことがありますか。それまでどれだけ心が混乱していても、何か楽しいことをはじめて、それに心から集中した時、どれほど心が落ち着き、穏やかな気分になるかに気づいたことがありますか。瞑想はこれによく似ています。まず、何か心を集中させる対象が必要です。これは従来、「瞑想の対象」とか「瞑想の支点」と呼ばれ、外的なものと内的なものに分けられていました。外的な支点としては、特定の物体をじっと見つめることや、特定の音を聞くこと、特定の言葉やフレーズを繰り返し唱えることなどが挙げられます。内的な瞑想の対象としては、呼吸や体の感覚に集中すること、あるいは心の中に特定のイメージを思い浮かべることなどが挙げられます。

10分間瞑想では、呼吸をおもな支点として利用します。なんといっても、呼吸は瞑想の対象としてもっとも柔軟性の高いもののひとつです。人目のある場所でもどこでもできて、何をしているのか知られることもありません。どこに行っても呼吸はついてきます（そうでなかったら、瞑想どころではありません！）。しかし、肉体の感覚に集中するのも、心を落ち着かせる効果があります。思考から離れ、より実体のあるものに注意を向けることになるからです。

中には、これだけで十分という人もいるでしょう。毎日座って、呼吸を観察し、心を落ち着かせ、緊張から解放されるだけで十分だと。前にも言った通り、このような瞑想の利用法は何も悪くありません。ただ、１００パーセントのメリットは得られません。瞑想で最大の効果を得るためには、日々の生活に取り入れるのが得策です。そしてそのためには、第二の要素である深い理解も取り入れることが必要になります。そうすれば、そもそも何が緊張を生んでいるのかがわかり、ある状況においてその自分がどのような感情をなぜ抱くのかがわかります。それは、状況に「うまく対処する」ことと「衝動的に反応する」こととの違いです。つまり、ストレスが生じて解消することが必要になる前に、そもそもストレスが生じないようにすることが（少なくともたいていの場合に）できます。ところで、私は深い理解も「取り入れなければならない」と言いましたが、厳密には正しい表現ではありません。**なぜなら深い理解とは、静かな心からおのずと生まれるものだからです。**

心を静め深い理解を得るために

私が暮らしたある僧院では、瞑想だけにすべてが捧げられていました。思想や心理などについて学ぶことはなく、ひたすら瞑想を実践するのです。訪問者もなく、電話も鳴らず、邪魔という邪魔はほとんど入りません。午前3時に瞑想をはじめ、数度の休憩を挟んで夜10時までずっと瞑想を続けます。すべての時間を瞑想に捧げたい者にとっては、まさに夢のような場所でした。いささか極端に聞こえるかもしれませんが、実はごく理にかなっています。私が国を出て憎になったのは、できるだけよい環境で心を鍛えるためであり、あらゆる邪魔を排除するのは、そのための出発点にすぎません。そして心身ともに一切の邪魔が入らない環境におかれると、ごくささいなことがどれだけ心の静けさを乱すかといったら、驚くばかりです。友だちからのたった1通の手紙があらゆる思考や感情を呼び起こし、時には何日間も心にとどまります。逆に、そのような邪魔が入らない時には、心がスローダウンし、より落ち着いて感じられるようになります。そうなってみるとすぐにわかるのは、心が静まるほど、深い理解が増すということです。

私はこれまで、このプロセスについて様々な説明を聞いてきましたが、これからお話しするたとえ話がもっともわかりやすいと思います。

大切なイメージ

静かなプールの水

とても静かで透きとおったプールの水を思い浮かべてください。水はかなりの深さがありますが、どこまでも透きとおっています。あまりに水が透明なので、プールの底まで完全に見通せます。そのため、実際にはかなり深いプールなのに浅く見えます。さて、このプールサイドに座って、水の真ん中めがけて小石を投げるところを想像してください。最初はごくゆっくり、ときどき投げる程度です。小石を投げ込むたびに水面にさざ波が立ち、再び静まるまでにはしばらくかかります。そこで、波紋が完全に消える前にさらに石を投げると、新しくできたさざ波が前のものと合体します。では、石を次々に投げ、水面全体がいっせいに波立つところを想像してください。水面がこのような状態の時、水の中を見るのはほとんど不可能です。水底など言うまでもなく見えません。

このイメージは、多くの点で私たちの（少なくともなんらかのトレーニングをはじめるまでの）心の表面をあらわしています。新しい思考は、水に投げ込まれた小石のように、表面にさざ波を起こします。私たちは小石を投げるのに慣れすぎ、波立つ水面に慣れすぎて、静かな水の様子を忘れてしまっています。それではいけないのはわかっていても、心を落ち着けようともがけばもがくほど、ますます波を立ててしまうのです。こうした心の落ち着きのなさが、座ってもリラックスできない自分に気づいた時の動揺を生むのです。言うまでもなく、心がこんなふうに波立っていては、水の下で何が起こっていて、そこに何が隠されているのかを見通すことはほぼ不可能です。だから私たちは自分の心というものを把握できず、感情の生まれるしくみやその理由が理解できないのです。したがって、まず心を落ち着かせない限り、深い理解は望めません。だからこそ、私の瞑想法では集中への比重を少しだけ多くしています。

あなたはどうかわかりませんが、私はずっと、瞑想における深い理解とは、日々の体験を瞬時に一変させる知恵のひらめきのようなものだと考えていました。けれども振り返ってみると、それは実際にはもう少し段階的なプロセスです。深い理解とは、だんだん心のことがわかってきて、起こっていることをしだいにはっきりと把握できるようになることと考えたほうがいいでしょう。そしてこの深い理解が増していくことが肝心なのです。つねに動揺し、混乱していて、心の方向が定まらなければ、安心感や目的意識をもって人生を生きることはとても困難です。私たちはみな、意識をときすませなければわからない、知られざる一面を必ずもっています。時には、それが水面のすぐ下に隠れていて、私たちがまるで予想もしない瞬間に飛び出してこようと待ちかまえていたように思えることさえあります。実際、本当にわずかなきっかけでそれは起こります。ふとした何げない言葉でその感情が水面に浮かび上がってきて、プール全体を染めるのです。あなたにも覚えがありませんか？　人生を面倒にも豊かにもするこれらの気分や感情について学ぼうと思うなら、まず水中が見えるよう、静かな水面を手に入れなければなりません。

瞑想で同じ過ちをおかさないために

深い理解について覚えておいたほうがいいのは、「明らかになるべきことは、おのずと明らかになる」ということです。瞑想とは、心の奥のほうから古い記憶を掘り出してきて、それを分析したり、何もかも理解しようとすることではありません。それは瞑想ではなくて思考です。そして、思考のせいで自分の今の状態があることを私たちはよくわかっているはずです。**深い理解は勝手に、ひとりでに生まれるのです**。深い理解とは、時には思考のプロセスをよりするどく意識できるようになることであり、また時には、その意識が感情や肉体感覚に向くこともあります。何が起こり、何をより意識できるようになったかにかかわらず、それが自然に起こるにまかせてください。不快で嫌な気分になるからといって抵抗したり、分析に没頭することで早く去らせようとするのではなく、ただそれがひとりでに勝手なペースで起こるのにまかせるのです。

これらの体験は、基本的に心と体が長いあいだ背負ってきた荷物から解放されていることだと覚えておいてください。よりはっきりものごとが見えるようになったのは、必ずしも愉快な体験ではないとしても、とてもいいことです。なぜなら、これは解き放つプロセスであり、解き放つことで人生が少し軽くなるからです。

私たちは深い理解の価値を見くびりがちです。私自身もずっとそうでした。混乱した心で暮らすのがあたりまえになっていて、深い理解の有無がわからなかったのです（もちろんなかったのですが）。私は同じ間違いをおかし続けていました。人生で何度同じ状況に遭遇しても、そのたびに同じように反応していました。いきなりその状況に出くわして、どうしてそうなったのかも、どうやって状況を変えればいいのかもわからず、そうこうするあいだに自分にも他人にも多くのやっかいごとをもたらしていました。まだ瞑想をはじめたばかりのころ、ネパールでチベットの導師にこのことを相談したことがあります。今これだけ瞑想をしているのに、なぜ自分はあいかわらず同じ間違いをおかしてしまうのか、と私は尋ねました。

大切なイメージ　道にあいた穴

「毎日歩いて通勤するところを想像してみなさい」と導師は言いました。「毎日同じ道を歩き、同じ家々を見て、同じ人々とすれ違うのを」私はその場面を思い浮かべました。過去に歩いて通勤していたことがあったので、たいした想像力はいりません。「道の先には大きな穴がある。地下の配管か何かを修理するために作業員が掘ったのだろう。だが穴はとても深く、作業員はいつもお茶を飲んでいるか無駄話をしているかで、穴はいつもそこにあるような気がする」導師は言葉を切り、そのイメージに笑いました。「そして、その大きな穴があるのがわかっているのに、君は毎日同じ道を歩いていって、まっすぐ穴に落ちてしまう。わざと落ちているのではない。ただその道を通ること、同じ行動をすることに慣れすぎて、考える前にやっているのだ」外面的には共感できなかったものの（なぜ毎日同じ穴に落ちるのでしょう?）、内面ではまさにその通りでした。それは私が毎回同じ感情の罠にはまり、心の混乱に陥る場面そのものでした。

「瞑想をはじめた時というのは、ある朝目覚めたら、身のまわりのできごとによく気づくようになっていたようなものだ。道を歩いていて、目の前に大きな穴があいているのが見える」と導師は言いました。「でもそこが問題なんです」と私は答えました。「たくさん瞑想をして、ときどき穴が見えることもあります。それでも、毎回穴に落ちるのを自分でも止められないのです」すると導師は言いました。「そうだろう。最初は穴が見えても、道のそこを歩く癖がしみついているせいで、まっすぐ穴に落ちるのを避けられない。それは狂気の沙汰だとわかっているし、痛い思いをするのもわかっているのに、どうしても避けられないのだ」導師はとうとう声を上げて笑いだしました。私の苦悩にもかかわらず、想像するとすこぶるおかしいことは私も認めざるをえません。導師は続けました。「これが君の心の状態だ。落とし穴が見えるのに、しみついた癖で落ちるのを避けられない。だが」と、そこで導師は芝居気たっぷりに言葉を切りました。「瞑想を続けるうちに、もっと早くから穴が見えて、避けるための行動がとれるようになる。最初は穴の縁ぎりぎりを通ろうとして、結局落ちてしまうかもしれない。これもプロセスの一部だ。だが、練習によって、いずれ穴がはっきり見えるようになり、簡単に穴をよけて先に進めるようになる。そしてとてもすがすがしい気分で職場に到着できるのだ」導師はまたくすくす笑いました。「そしてある日、深い理解を身につけ、はっきり目を覚ました時、そこには最初から穴などなかったことに気づく。だがその話はまた別の機会に」

長年のあいだに、私はこの話には熟考する価値があると思うようになりました。この話は多くの点で瞑想の過程を端的に表現しています。そしてそれはあくまで過程です。毎日数分間座ったからといって、ただちに心をコントロールできて、昔からの癖をきっぱり断てるわけではありません。時には頭の中にパッと明かりがともったように、自分のしていたことに気づく瞬間がないとは言いません。けれども、普通、その過程はもっと段階的なものです。**日々少しずつ早く、少しずつはっきり穴が見えるようになるのです。それにより、ストレスのもとになる、癖になっている反応の多くを避けられるようになります。**これこそ、意識が磨かれること、はっきり心の中が見えることの意味なのです。

心の観客となること

世の中では、とかく何をするにも「いいか悪いか」で判断されがちです。けれどもこと瞑想に関する限り、いいとか悪いとかいうことはありません。それにはもっともな理由があります。瞑想を別の言葉で説明するなら「意識すること」です。したがって意識していないなら、あなたは「悪い瞑想」をしているのではなく、まったく瞑想していないのです。あなたが多くの思考を意識しているか、なんの思考も意識していないかは問題ではありません。心地よい感情を意識しているか、不快な感情を意識しているかも問題ではありません。ただ意識すること、それがすべてなのです。ある導師はまるでお経のように繰り返していたものです。「**気がそれていたら瞑想ではない。集中している時だけが瞑想なのだ。いい瞑想とか悪い瞑想などというものはない。ただ、集中しているかいないか、意識しているかいないかだけだ**」その導師は、これを観劇にたとえていました。

数幕の劇を観ているところを想像してください。あなたの役目は、座ってくつろいで物語の筋を追うことだけです。演技をつけるのはあなたの仕事ではないし、舞台の上に出ていってストーリーに干渉するのもあなたの仕事ではありません。それは愛とロマンスの物語かもしれないし、アクションと冒険の、または謎と陰謀の物語かもしれません。あるいはそのすべてが詰まっているかもしれません。息をのむようなスピーディーな展開かもしれないし、力を抜いてくつろいで見られるようなゆったりした展開かもしれません。いずれにせよ、何が起ころうと、ただ劇の展開を見ていることだけがあなたの仕事です。最初のうちは簡単でも、ストーリー展開が遅くてイライラしてくるかもしれません。まわりを見回して別の娯楽を探したり、明日の仕事について考えはじめるかもしれません。その瞬間、あなたは舞台上で起こっていることにまるで意識を向けていません。これは瞑想を習っている時にはよくあることですから、あまり自分を責めることはありません。それに、心がどこかに行っていたことに気づいた瞬間、あなたはすぐに劇に注意を戻し、再びストーリーを追いはじめるでしょう。

時には、ストーリーがことさら不快なこともあるかもしれません。そのような時には、劇にのめりこまずにはいられません。時には舞台上の役者への同情さえ湧いてきます。のめりこみすぎて、叫んだり、駆け寄って役者を守りたくなる衝動を抑えるのが大変なこともあるかもしれません。あるいは、その劇は、気持ちを浮き立たせてくれて、いい気分になれる物語かもしれません。そのような時には、自分がずっと人生に求めてきた何かを役者の中に見るかもしれません。あるいは、昔の人間関係のことを思い出し、心が過去の記憶のほうに流されていくこともあるかもしれません。ひょっとすると、ストーリーに背中を押されて、過去5年というものデートに誘いたくて誘えなかった相手をどうやって誘おうかと、客席であれこれと計画しているかもしれません。

座って瞑想をしている時は、この劇を観ている時に少し似ています。劇や映画があなたではないように、浮かんでくるイメージも声もあなたではありません。あなたは展開する物語を見て、観察して、目撃しているのです。意識するというのはそういうことです。**あなたの物語——あなたの人生——には監督が必要であり、当事者意識が必要です。しかし、瞑想中に座って心を観察する時には、観客席に座るのがもっともよい観察方法です。**そして、この受動的観察の能力を養うことを通じて、深い理解と自信を体験できます。それがよりよい決定を下し、変化を起こし、より充実した人生を生きることにつながるのです。青空を、いつもそこにある場所のことを思い出してください。意識とはつくりだすものではなく、つねに存在するものです。ただそれを忘れないようにしていればいいのです。

退屈から逃れようとした時、心はストーリーをつくりだす

見習い僧のころに修行をしたいくつかの僧院では、普段は閉じているものの、ときどき世間に門戸を開き、一般の人が1週間の瞑想修行を体験できるようにしていました。宿舎は男女別に分かれています。毎日、参加者は日に何度か集まって瞑想をします。これらの修行は、なるべく参加者の気が散らないよう、つねに沈黙のもとで行われます。これがとても効果的だという人もいれば、丸々1週間もしゃべらずに過ごすのは拷問だという人もいます。毎日午後には各参加者が担当の僧のもとに行って、瞑想の様子について報告します。長年のあいだに、僧たちは繰り返し生じるある行動パターンに気づくようになりました。男性と女性が一堂に会した時には、おのずと参加者の視線がさまよいます。時には、それが別のさまよう視線とぶつかることがあります。これはたいてい週のはじめごろに起こります。そのふたりは、ちらりと目が合ったことの重要性にその時は気づいていません。男性は部屋に戻り、座って瞑想します。するといくらもたたないうちに、あの女性のことを考え、自分に話しかけているのです。「彼女はたしかに自分を見た。好感をもたれたのかもしれない。それならすばらしい。彼女は瞑想に興味がある。つまり共通の感覚をもっているということだ。よし、話せるチャンスがきたらす

ぐにデートに誘ってみよう」彼はもうすでに次に目が合うのを楽しみにしているのです。一方、女性用宿舎ではさっきの女性が考えています。「彼は私を見たかしら。私が好きなのかしら。自分の心と向き合おうと思うような繊細な感性をもった人とつきあえたら素敵だわ」ものの10分もしないうちに、すでに心の中にはロマンスの4文字が浮かんでいます。このパターンは1週間を通じて続きます。ふたりはときどき視線を交わしあい、それ以外の時間はその視線からあれこれ想像して過ごすのです。誰にでも同じような経験はあるでしょう。1週間が終わるまでに、想像上のデートはおろか、結婚し、子どもをつくり、退職後はどこに住もうかと考えているカップルさえいるといっても、決して大げさではありません。なんと離婚している人までいます。自分でつくりあげたストーリーにもかかわらず、悩みや苦労までわざわざ盛り込んだというわけです。けれども、現実にはまだ相手と言葉を交わしたことさえないのです。これは、心が様々なストーリーやドラマ、希望や恐れにどれだけとらわれやすいかをよく示しています。

私たちがこうしたストーリーに引き込まれやすい理由のひとつは、何かをすること、何かに熱中することに慣れすぎていて、特に頭の中にありふれた考えしかない場合に、ただ座って心を観察するのがやや退屈に感じるからです。私たちは話をおもしろくし、退屈から逃れようとして、こうしたストーリーをつくりだすのです。けれども、**あなたは退屈の正体を見たことがありますか。それだけのあいだ、退屈と向き合ったことがあるでしょうか。**それはただどこか別の場所に行きたい、何か違うことをしたいという思考や感情ではなかったでしょうか。そしてもしそうなら、なぜその思考や感情だけ、心の中で観察するほかのものとは違う扱いをするのでしょう。ご存知の通り、ある思考を体験したからといって、それに反応したり、それに対して何らかの行動を起こさなければならないというわけではありません。毎回必ずそうしていたらかなり大変です。私たちには、考えをあまり深刻に受け止めない能力が備わっています。ただ、ここからは深刻に受け止めるべきだという線を引いているのです。頭に何かの考えが浮かんで、それがあまりに突飛な考えなので笑ってしまった時のことを思い出してください。その瞬間、あなたはそれがただの馬鹿げた考えにすぎないと見抜いたのです。それであまり真剣にとらえず、受け流したのでしょう。つまり私たちにはこの能力が備わっています。ただ、もっと普段から観客の立場でいることに慣れればいいだけです。

大切なのはあせらずゆっくりはじめること

イギリスのとある僧院を訪ねた男性にまつわるおもしろい話を聞いたことがあります。男性は瞑想をしてみたくなり、その寺院では昼間の瞑想の時間に僧たちにまじって瞑想ができるという話を聞きつけてやってきました。簡単な手続きの後、彼は寺院の講堂の扉を示され、場所を見つけて座るよう言われました。僧たちはみな部屋の前のほうに座り、俗世の人々はみなその後ろに座っています。一番後ろは嫌だったので、彼は部屋の真ん中のほうに少し進みました。直後に銅鑼《どら》が鳴り響きました。ほかの人々の様子を見回すと、どうやらそれは瞑想のはじまりの合図のようです。楽な姿勢を見つけようと少し身じろぎした後（彼は床に座るのに慣れていませんでした）、目を閉じて瞑想をはじめました。呼吸に集中しなければならないのはわかっていました。また、心を無にしなければならないと考えていましたが、そのやり方がわかりません。彼の様子は、私が瞑想をはじめた時によく似ていました。

彼はまずじっと座り、ひたすら呼吸に集中しようとしました。しかしどれだけ頑張っても、心はすぐにさまよいだしてしまいます。彼はだんだん不安になり、焦り、イライラしてきました。しばらくすると、これらの考えで頭がいっぱいになり、いつのまにか呼吸に集中することもすっかり忘れてしまいました。かわりにますます多くの考えが浮かび、さらにいらだちを募らせていきます。この瞑想にはなんの効果もない。ひどい気分だ。ここに来た時は悪くない気分だったのに、今は最悪の気分だ。こんなことになんの意味があるというんだ。きっと俺は向いてないいんだ。そうだ、俺は何をやっても駄目なんだ。たまにはひとつぐらいうまくいかないものか。俺はたった1時間、座って静寂を楽しむこともできないのか。あとどのくらい続くんだろう。もう永遠にここに座っているような気がする。たしか1時間だけと聞いていたが、2時間ぐらいあるんじゃないか？　彼はこんなふうに考え続けました。ある考えが次の考えを焚きつけ、いらだちが募る一方で、じっと座っているのがどんどん難しくなっていきます。

そして彼はついに限界に達してしまいます。もう舞台と観客席の区別もつきません。自分の座席から立ち上がり（もちろん比喩的な意味ですが）、舞台の上を走り回って大騒ぎをしていました。彼は自分の思考になってしまったのです。我を忘れ、あと少しだけ自分を抑えておくことができませんでした。そして自分でもそうと気づかないうちに、講堂の真ん中で勢いよく立ち上がり、あらん限りの大声で叫んでいました。「もうやってられん！」皮肉なことに、その瞬間、１時間の瞑想の終わりを告げる銅鑼が鳴り響きました。

ここからいくつかの貴重な教訓が得られます。第一に、新しいスキルを学ぶ時には、正しい指導が必要だということです。「ただ座って自分の心を観察するだけのことがそんなに難しいはずがない」などと考えるのは得策ではありません。なぜなら、この男性の話が物語っているように、心を観察する正しい方法を知らなければ、実はとても難しいからです。第二に、瞑想のやり方を学ぶなら、焦らずゆっくりはじめたほうがいいということです。最初は10分間だけで何も悪いことはありません。むしろ、**まったくの未経験なら、10分でも長いほどです。マラソンを走るためには体のトレーニングが必要です。それと同じように、長い時間座るためには心のトレーニングが必要なのです。**この話はまた、瞑想の終わりを待つことの危険を物語ってもいます。これはよくあることで、まるでただ動かないでじっと座っていれば、心の中で何が起こっていようと瞑想をしていることになると思い込んでいるかのようです。けれども、このように心の底で何かが起こるのを期待して待つのは、心が未来を見ているということであり、心を「今、ここ」にとどめることに反します。考えてもみてください、心が未来の場所と時間にたどりつこうと焦っている状態で、どうやって心を落ち着けて「今、ここ」にとどまることができるでしょうか。

10分間瞑想をはじめてみる

10分間瞑想は、すでに行った2分間の短いエクササイズとほとんど同じ面もあり、そのあたりはもうおなじみでしょう。今すぐはじめたくてうずうずしているかもしれませんが、実際に座って10分間の瞑想をする前に、以下をよく読んでください。

瞑想をはじめる前に

1 背筋を伸ばして楽に座れる場所を見つける。
2 瞑想中に邪魔が入らないようにする（携帯電話の電源は切る）。
3 タイマーを10分間にセットする。

導入時に意識すること

1 5回深呼吸をする。鼻から息を吸って口から吐く。その後、軽く目を閉じる。

2 体が椅子に触れている部分や床についている足の感覚に集中する。

3 上から下に向かって体をスキャンし、楽でリラックスしている部分、こわばったり張ったりしている部分を感じる。

4 自分の今のムード、気分を感じる。

より深く瞑想するための呼吸法

1 呼吸の出入りをもっとも強く感じる場所をたしかめる。

2 1回ごとの呼吸の感触やリズムをたしかめる。長いか短いか、深いか浅いか、苦しいか楽か。

3 呼吸を静かに数える。息が出入りする感覚に集中し、吸った時に1、吐いた時に2、という具合に10まで数えていく。

4 このサイクルを5〜10回、または時間のある限り繰り返す。

瞑想を終えたら

1 一切の集中をやめ、20秒ほど心を自由にする。心がせわしなくても落ち着いていてもそのままにする。

2 体が椅子に触れている部分や床についている足の感覚に意識を戻す。

3 そっと目をあけ、準備ができたと思ったら立ち上がる。

各段階で注意しておくべきこと

はじめる前

ばたばた走り回っていたかと思うと、急に座って目を閉じ、心が静まるのを待っている人のなんと多いことでしょう。それでうまくいくわけがありません。それまで心の中がせわしなかったなら、座って瞑想しようとする時、心が静まるまでにより長い時間がかかるはずです。できれば5~10分前からスローダウンをはじめるようにすると、適切な心の状態でエクササイズをはじめられます。タイマーを使う場合は忘れずにセットし、それから10分間は邪魔が入らないようにしてください。瞑想の練習中は椅子にまっすぐ座って行うのがベストですが、横になって行うこともできます。そのほうが魅力的に感じるかもしれませんが、横になった状態で集中とリラックスの適度なバランスを保つのはかなり難しく、ついウトウトしてしまいがちです。それでもこちらを選ぶ場合、下が硬いところに寝て、手と足を広げて伸ばしてください。

腰への負担を減らすため、膝の下に枕などをおいてもいいでしょう。

導入時

この段階では、体と心をひとつにします。考えてみてください。体があることをしている一方で、心はまったく別のことを考えていることがどれだけ多いか。道を歩いていても、心はもう家に着いていて、夕食のメニューのことや、なんのテレビ番組を見ようかと考えていることがあなたにもきっとあるでしょう。むしろ、体と心が同時に同じ場所にあることはごくまれです。ですから、これはその場の環境に身を落ち着け、自分が今どこにいて何をしているかを意識する機会なのです。

理想を言えば、はじめは「導入」に5分ほどかけるべきです。慣れて上達してくれば、それほど長くはかからなくなるかもしれませんが、この部分で焦らないことが大切です。導入のことを、やってもやらなくてもいい準備で、実際の瞑想の一部ではないと考える人がいます。「こんな面倒なことは飛ばして、さっさと本番にとりかかろう。呼吸に集中すればこの荒れ狂う心を静められるんだろう」というわけです。しかし、心の働きはそんなに都合のよいものではありません。野生の馬のたとえ話を思い出してください。すぐに1か所に釘付けにしようとするのではなく、最初は必要なだけのスペースを与えてやらなければなりません。導入は、馬を自然に落ち着ける場所に連れてくることなのです。

最初は目をあけた状態からはじめます。何か特定のものを見つめるのではなく、軽く前方に視線を向け、上下左右の視野も意識してください。次に5回深呼吸をします。この時、鼻から息を吸って口から吐きます。息を吸う時は、肺が空気で満たされ、胸がふくらむのをしっかり感じてください。息を吐く時は、自然に息が出ていくのにまかせてください。無理に吐き出そうとする必要はありません。ただ息が出ていくのにまかせながら、自分の中にあった緊張やストレスも自然に出ていくところをイメージしてください。5回目に息を吐いたら、そっと目を閉じます。その後は呼吸を自然なリズムに戻し、鼻から吸って吐くようにしてかまいません。

目を閉じるとすぐに、肉体の感覚がより敏感に感じられ、特に座り方に意識が向くはずです。背中が丸まっていませんか。手や腕はしっかり膝の上におかれていますか。完全に瞑想に入る前に、このタイミングでこれらのことを調整しておくといいでしょう。次に、体の下にある椅子の感覚、椅子に押しつけられた体の重さに注意を向けます。これは体と椅子が触れている感覚です。体重が体の芯に沿って均等にかかっているか、片側に寄っているかを感じてください。足も同じように、足の裏と床のあいだの感覚をたしかめます。もっとも強く接しているのはどこですか。つま先ですか、かかとですか、足の内側あるいは外側ですか。この感覚がはっきりたしかめられるまでそのままでいてください。最後に、手と腕についても同じことを繰り返します。重力の重さを感じ、膝の上におかれた腕の重さを感じ、手が腿に触れているのを感じてください。それに対して何かする必要はありません。ただ感じるだけで十分です。それぞれの感覚に順番に注意を移し、適度の好奇心を向けることを忘れないでください。

これをしているあいだ、きっと頭には多くの考えが浮かんでくるはずです。これはごく普通のことで、特に変えようとする必要はありません。それはただの思考です。道のたとえ話を思い出してください。思考を止めようとするのではなく、1歩下がって、思考があらわれては消えるにまかせ、それにしっかりと意識を向けることが大切なのです。それに、この段階では思考や感情ではなく肉体の感覚に注意を向けているのですから、思考や感情は背景で浮かんでは消えるのにまかせておけるはずです。

次に、少しのあいだ聞こえる音に意識を向けます。すぐ近くの音、別の部屋の音、あるいは家の外の音が聞こえるかもしれません。走っていく車の音、人の話し声、エアコンの音などが聞こえるでしょうか。なんの音であれ、ただあらわれたり消えたりする音に気づくだけでOKです。時には、自分が音に気をとられている、たとえば会話を聞き取ろうとしているのに気づくことがあるかもしれません。これはごく普通のことで、自分が何か特定の音に気をとられていたと気づいた瞬間に、ほかの様々な音がまた聞こえてくるはずです。にぎやかな都市に住んでいる人にとって、外の音は瞑想に対するある種の障害であって、心を静める邪魔をするものに思えることがあります。けれどもそうとは限りません。そもそも、静かな部屋で座れることが望ましいのはたしかですが、音に抵抗するのではなく、意識的に音に気づこうとすることで、とてもおもしろいことが起こりはじめます。五感のほかの感覚で同じことを繰り返してもいいでしょう。何か強い匂いを感じたり、口の中の味を感じてもOKです。こうすることで、心が体の感覚に集中します。

次にするのは、体の感覚の全体像を思い描くことです。まずは緊張している部分やリラックスしている部分をおおまかに感じます。この段階では、その感覚を変えようとはせず、ただ全体像を描くのです。最初のスキャンは10秒程度ですませます。外から家を眺めるようなものです。しかし、その後は家の中に入って、建物の状態をよりくわしく知る必要があります。そうするために、次にはたっぷり30秒ほどかけて全身を（頭のてっぺんからつま先に向かって）スキャンし、体の様々な部分の感覚を感じてください。気持ちのよい場所はどこで、気持ちの悪い場所はどこですか。どの部分がこわばっていて、どの部分がリラックスしていますか。これをしている時、ついこわばっている部分にズームインして意識を集中させたくなります。時にはこわばりしか感じられなくなることさえあります。けれども、なるべく整然と、上から順番にスキャンし、気持ちのよさも悪さも両方感じるよう心がけてください。指先やつま先、耳の感覚も忘れずに感じてください。そこはどんな感じがするでしょうか。

スキャンしていると、ことさらに意識を向けているわけではないのに、自分の思考や感情がより意識されることがあるかもしれませんが、それらは背景であらわれたり消えたりするのにまかせましょう。気がそれ、心がどこかに行っていたことに気づいた時点で、そっと体のスキャンに注意を戻し、スキャンが中断した場所から再開してください。これは普通のことで、おそらくたびたび起こることですから、心配はいりません。特に強い感情に気づいた時には、ただそれを認識しておくのがいいでしょう。

私たちは普段、考えで頭がいっぱいだったり、その日の活動に忙しかったりするあまり、自分の感情に気づかないことがよくあります。たいして重要でないことのように思えるかもしれませんが、自分の感情に気づいていれば、その感情に対処することができます。その一方、気づいていなければ、十中八九、どこかで衝動的に反応してしまうでしょう。誰でも見たことがあるはずです。スーパーマーケットで静かに列に並んでいた温厚そうなビジネスマンや主婦が突然キレるところを。ショッピングカートがぶつかったとか、レジでクレジットカードが使えなかったとか、別の日なら受け流していたようなできごとに対して、意識下で感じていた気分のせいでカッとなって爆発してしまうのです。

自分の気分なんてさっぱりわからないという人もよくいますが、それならそれでかまいません。さっぱりわからないことに気づくというのも気づくことであり、導入のプロセスを繰り返していくうちに、だんだん自分の意識下の気分や感情に気づけるようになるはずです。このエクササイズでは、感情も体の感覚と同じように扱ってください。楽しい感情か嫌な感情か、心地よい感情か不快な感情かは問題ではありません。このエクササイズでは、分析や評価は必要ありません。感情に気づき、それを認め、意識するだけで十分なのです。

最後に、絶対に必要というわけではありませんが、少しだけ（5〜10秒程度）自分の身辺の特別な関心事に意識を向けてもいいかもしれません。あなたは近づきつつあるイベントにワクワクしていたり、さっき終わった会議について心配しているかもしれません。誰かと交わした会話に怒っているかもしれないし、褒めてもらって嬉しいかもしれません。なんであれ、それに気づき、その存在を認めてください。そのことが最近のあなたの心のかなりの部分を占めているなら、瞑想中のどこかでそれが浮かんでくるのはほぼ必至です。最初のうちにそれをはっきりさせておけば、それらの考えが浮かんでくることへの心がまえができ、それについての考えに沈んでしまうのを避けられます。

さっき言った通り、最初のうちは導入のプロセス全体に5分ほどかけるべきです。仮に5分しか時間がないなら、このパートだけをやってください。それだけ大切な部分なのです。この段階を飛ばして、いきなり呼吸に集中したところで、ほとんどメリットはありません。ですから、この部分にしっかり時間をかけるようにしてください。導入は瞑想の一部ですが、ほかの様々な状況にも利用できます。バスの座席に座っている時や、デスクに座っている時、さらには列に並んでいる時にもできるでしょう。深呼吸は少し控えめにし、立っている時なら目を閉じるのはやめたほうがいいかもしれません。でもそれ以外は同じようにできるし、同じような心の落ち着きを感じられるでしょう。

呼吸法

「野生の馬」を自然に落ち着ける場所に連れてきた後も、少しそわそわしたり、退屈しはじめるかもしれません。ですから、何か集中できるものを与えてやる必要があります。すでに述べたように、呼吸はもっとも簡単かつ柔軟な対象のひとつですので、このエクササイズでは主として呼吸に集中します。

まず、少しのあいだ(30秒ほど)呼吸を観察します。特に、息が出たり入ったりするのに合わせて、体の一部が上下する感覚を意識してください。最初に、その感覚をもっとも強く感じる場所を見つけてください。お腹、横隔膜のあたり、胸、あるいは肩という人もいるかもしれません。どこであれ、それを一番はっきり感じる場所で、呼吸とともに上がったり下がったりする体の感覚をしばらく感じてください。呼吸がとても浅くて感じにくい場合は、へそのすぐ下のあたりに軽く手をあてるといいでしょう。手が前後に動くので、簡単にお腹が上下するのを感じられます。その後は、エクササイズを先に進める前に、手を元の位置(膝の上)に戻してかまいません。

呼吸と心は密接に結びついているので、呼吸の位置が気に入らないということもあるかもしれません。妙な話だと思う人もいるかもしれませんが、実はとてもよくある現象です。自分が胸でしか呼吸を感じられないので、「正しく呼吸していない」と文句を言う人は珍しくありません。そういう人は決まって、お腹から深く呼吸するように本で読んだとか、ヨガのレッスンで教えられた、と言うのです。一見、これはもっともに思えます。私たちはソファでくつろいでいる時や、体を伸ばしてお風呂に入っている時など、とてもリラックスしている時には深くゆっくり呼吸しており、それはお腹からきているように思えます。同様に、不安や心配を抱えている時には短く浅い呼吸がつきもので、それは胸のあたりから来ているように思えます。座っていてこの不安な時の呼吸に似た感覚を覚えたら、何か間違ったことをしていると考えるのも無理はありません。けれども実際は何も間違っていません。思い出してください。瞑想には、気づいているかいないか、集中しているかいないかだけしかありません。このエクササイズに間違った呼吸とか悪い呼吸などというものはないのです。もちろんヨガなどでは決まった呼吸のしかたがあるのですが、それは本書のエクササイズの目指すところではありません。

あなたがこれまで生きてきて、今この本を読んでいるなら、今の今まで問題なく呼吸してきたはずです。むしろ、過去にリラックスのためのエクササイズやヨガなどをしたことがなければ、呼吸のしかたを意識したことさえほとんどないのではないでしょうか。呼吸は特にコントロールしなくてもひとりでにできます。普通は自然にまかせておけば、呼吸は勝手に機能しています。ですから無理にコントロールしようとするよりも、体にまかせておきましょう。体が勝手にすべてを調整してくれます。時には、ある場所での呼吸がより目立っていたのに、観察しているうちに移動することがあります。あるいは、お腹なり胸なり、ずっと同じところに心地よくとどまっていることもあります。あなたの仕事は、体が自然にしていることに気づき、観察し、意識することだけです。

ですから、呼吸の場所を変えようとするのではなく、体の感覚に、息が出入りする感覚に注意を集中してください。これをしながら、徐々に呼吸のリズムに意識を向けてもいいでしょう。呼吸はどんなふうに感じられますか。速いですか、遅いですか。すぐに答えを出さず、何秒か時間をかけて感じてください。呼吸は深いですか、浅いですか。また呼吸が苦しいか楽か、温かいか冷たいかも感じるかもしれません。妙な質問に思えるかもしれませんが、これも瞑想に対して適度の好奇心を向けるという考え方に従っているにすぎません。このプロセスは30秒ほどですませてください。

体に感じるこれらの感覚を十分に意識したら、次は呼吸の出入りに集中します。もっとも簡単な方法は、呼吸の数を心の中で数えることです。息が入るのを感じたら1、出ていくのを感じたら2という具合に、10まで数えます。10まで数えたら、また1に戻って同じことを繰り返します。簡単に聞こえるでしょうが、実際はそうでもありません。私がはじめた当初のように、毎回3か4まで数えたあたりで、心が別のもっとおもしろいことに向かいはじめる人もいるでしょう。あるいは、ふと気づくと62、63、64……と数えていて、10までで止めるのをすっかり忘れていることもあるでしょう。どちらも瞑想を学んでいる過程ではよくあることです。

気がそれて、心がどこかに行っていたと気づいた瞬間には、もう気はそれていません。ですから、ただそっと呼吸の感覚に注意を戻し、また数えはじめればいいのです。中断した数を覚えているならそこからはじめればいいし、覚えていなければ1に戻ってはじめてかまいません。きちんと10まで数えられたからといって賞品がもらえるわけではないので(残念ですが)、再び1からはじめるかどうかは問題ではありません。実際、毎回きちんと10まで数えることの難しさは笑えるほどですが、笑いたかったら笑ってもかまいません。瞑想はなぜかとてもまじめなものに見えるようで、厳粛な儀式か何かのように扱いたくなります。けれどもユーモア感覚や遊び感覚を取り入れるほど、瞑想がもっと簡単で楽しいものになるのです。

セットしたタイマーが時間の終わりを告げるまで、このようにして呼吸を数え続けてください。ただし、タイマーが鳴ったとたん、すぐに椅子から立ち上がってはいけません。まだとても大切なパートが残っています。

終えたあとに

このパートは見落とされがちですが、とても大切な瞑想の一部です。数を数えるのが終わったら、心を完全に自由にさせてください。一切コントロールしようとしてはいけません。これは呼吸にも、数えることにも、そのほか何にも集中しないということです。心がざわつこうとするならざわつかせ、心が静かにしていたいようで、なんの考えも浮かんでこないなら、静かにさせておきます。なんの努力も、コントロールや検閲も一切必要ありません。ただ心を完全に自由にさせるのです。これはすばらしいことのように聞こえますか、それともおそろしいことに聞こえるでしょうか。いずれにしても、瞑想をしめくくる前の10秒から20秒ほどのあいだ、心を解放してやりましょう。そうした時、呼吸に集中しようとしていた時よりも、浮かんでくる考えが少ないのに気づくことがあるかもしれません。「どういうことだろう?」とあなたは不思議に思うかもしれませんが、飼いならされていない野生の馬の話を思い出してください。馬はスペースを与えられている時のほうが、おとなしく落ち着いていて、あまりやっかいをかけないものです。逆に、手綱をきつく締められていると、少々暴れることがあります。ですから、呼吸に集中しているあいだも、このゆったりした感覚を取り入れることができれば、瞑想の効果はさらに上がるはずです。

短いあいだ心を自由に遊ばせたら、体の感覚にゆっくり注意を戻します。心を肉体の感覚に引き戻すのです。再び体と椅子の接触、足の裏と床の接触、手と腿の接触を感じてください。何かの音や匂い、味などがしないかを意識し、ゆっくり五感の感覚を取り戻します。これは、自分が座っている環境に自分を連れ戻す効果があります。まずそっと目をあけ、目が慣れるのを待って焦点を合わせ、身のまわりの空間に意識を向けます。次に、意識してそこに在るという感覚を次の行動にももち越すつもりで、ゆっくり椅子から立ち上がります。次にどこに行って何をするかをはっきり思い浮かべてください。そうすることが意識の感覚を保つのに役立ちます。次にするのは、キッチンに行ってお茶をいれることかもしれないし、オフィスに戻ってパソコンの前に座ることかもしれません。それがなんであれ、大切なのは、これからもひとつひとつの瞬間をしっかり意識しながら体験できるということを、自分の心の中ではっきりさせることです。

第4章
「10分間瞑想」を日常にするためのヒント

10分間はリラックスするための時間

前にも言いましたが、大切なことなのでもう一度言います。瞑想はやらなければ効果はありません。定期的に座って瞑想してはじめて、メリットが得られるのです。マインドフルネスはいつでもどこでも実践できますが、毎日の瞑想にかわるものはありません。この10分間こそ、意識をとぎすますことの意味を身をもって知る最高の機会と条件をもたらしてくれるのです。そのうえ、瞑想はとても貴重な、はじめのうちは日常生活の中で再現するのが難しい心の落ち着きももたらしてくれます。したがって、頭をからっぽにするための独立したエクササイズと考えるにしろ、一日を通じてマインドフルネスを実践するための基礎、あるいはたんなる新しい趣味と考えるにしろ、毎日座って瞑想することの大切さはどれだけ強調してもしすぎることはありません。

あなたの今現在の心がざわめいているか静まっているか、嬉しいか悲しいか、イライラしているかリラックスしているかは問題ではありません。どんな心理状態でも、瞑想の出発点としてふさわしくないということはありません。問題は、あなたがその心の状態を落ち着いて冷静に意識できるかどうかです。これは定期的で一貫した瞑想の実践を通じてしかできません。そしてこれこそが、あなたの人生の見通しを一変させる可能性をもった体験となるのです。

しかも、一日たった10分のことです。一日10分の時間をどうしてもつくれないという人は、この世にほとんどいないはずです。これは仕事ではないし、雑用が増えるわけでもありません（なぜかそういうふうに考える人が多いのですが）。**この10分はリラックスするための時間です。そしておそらく、あなたの一日の中で、ただ意識する以外に何もしない唯一の時間です。**

どうしてこれが雑用などと思えるのでしょう。私たちは始終何かをしていることに慣れすぎて、何もしないことに最初は違和感を覚えたり、退屈になったりします。瞑想を「自分に対して何かをすること」と考える必要はありません。ただ一日10分間、心と体をリラックスさせる一方で、意識して「今、ここ」に在るという考え方に慣れる時間なのです。

この本はあなたに人生の生き方を教えるのではない、とはじめに言いましたが、それは今も変わっていません。あなたが自分の人生をどう生きることを選ぶかはあなたしだいです。瞑想するようになったことで、あなたがライフスタイルの一部を変えようと決意することはあるかもしれません。それはあなたの選択です。けれども、10分間瞑想やマインドフルネスは、生活のほかの面から独立したものではありません。心は私たちの行くところにどこまでもついてきます。たとえヒマラヤ山脈の奥地まで逃げたところで、心はやはりあなたとともにいます（それは私が保証します）。したがって、瞑想に私たちの日ごろの心の状態が反映されるとすれば、私たちがどう人生を生きるかが瞑想に大きな影響を及ぼすことにもなります。

そう考えれば、生活の中で健康や安らぎを増進させるものを増やし、罪悪感や恐怖や後悔や怒りの原因になるようなものを減らすのは筋が通っています。

ジムでのトレーニングと比べてみるといいでしょう。毎日まじめにジムに通い、それでとてもいい気分になっていたら、ある日トレーナーに言われます。毎日ランチにファミリーサイズのフライドチキンを食べるのを控えれば、さらに健康にいいですよ、と。瞑想もこれと同じです。私も自分の経験上、どんな生き方を選ぶかが瞑想に反映されるのを知っています。誰かにひどい扱いをしたら、瞑想しようと座った時、いつになく多くのネガティブな思考が心に浮かんできます。また、仕事の後にしこたま酒を飲んで帰ってきたら、瞑想中に寝てしまう可能性が高いでしょう。どちらのアプローチも、意識をとぎすませ、さらなる落ち着きや深い理解を体験するのによい状態をもたらしてはくれません。

また、体の健康をおろそかにするなら、心をトレーニングする意味はありません。毎日なんらかの形で体を動かしたり運動することで、ほとんどの人にとって（あまり運動が好きでない人であっても）、とてもいい効果があります。実際、最初に少し体を動かしてから瞑想した場合、瞑想中にちょうどいい力加減を保てる能力がなんらかの形で向上したと多くの人が言います。それがヨガである必要はありませんが、ヨガでももちろんかまいません。なんでもいいのですが、できれば楽しくやれるものがいいでしょう。同様に、特定の食べ物を食べるとどんな気分になるか、自分に問いかけてみてください。食べると元気になり、活力が湧いてくる食べ物、あるいは食べると興奮したり眠くなったりする食べ物がありますか。生活の中で、からっぽな状態の質をより高めてくれるもの、逆にその質を損なうものを時間をかけて探り、見つけてください。

同じ場所に戻ることで心は穏やかになる

自宅に専用の瞑想ルームをもてるような人はあまりいないでしょうが、幸いなことに、瞑想はどこでもできます。はじめる際に心に留めておいたほうがいいことがいくつかあります。まず、10分間、邪魔されずに座ることのできる場所を見つけてください。家族のいる家庭では、これは言うほど簡単ではありません。ですから、家族と話をし、きちんと伝えることが大切です。小さい子どもがいてほかに面倒をみてくれる人がいない場合、子どもが寝るまで待ってからやるか、朝子どもが起きる前にやるのがいいかもしれません。**瞑想をはじめる時には、その10分間だけは、なるべくそのスペースに自分ひとりでいられることが大切です。**外の音を気にする人がよくいますが、前にもお話ししたように、その音自体を瞑想に取り入れられるので、心配はいりません。とはいえ、騒がしい環境と静かな環境のどちらかを選べるのなら、もちろん後者を選んでください。

できれば毎日同じスペースを使うほうがいいでしょう。こうすることで、新しい習慣を再確認するのに役立ちます。それに、毎日同じスペースに戻ってくることで、ほっとできる効果もあります。そのスペースがなるべく清潔で片付いているほうがリラックスできるかもしれません。ひどく散らかった部屋に入った時と、きちんと片付いた部屋に入った時のことを思い出してみてください。どんな気分になりましたか。片付いた部屋では気持ちが落ち着きませんでしたか。多くの人は落ち着きます。ですから、もしあなたもそうなら、その部屋もしくは、せめて部屋のその一角だけは清潔で片付いた状態を保つといいでしょう。

部屋のどこに座ってもかまいませんが、周囲にある程度のスペースがあいていたほうが落ち着くかもしれません。部屋の隅や家具と家具のあいだに挟まったような状態では、窮屈さを感じることがあり、心にとってあまりよくありません。瞑想はどこでもできます。実は、邪魔が入らない場所がそこしか見つからないというので、トイレに座って（ふたは下ろして）瞑想している という人も何人か知っています。

楽であれば服装にこだわる必要なし

瞑想の時に着るものは、楽な服装であればなんでもかまいません。これも瞑想を柔軟なものにしている要素のひとつです。**通勤途中にスーツ姿でもできるし、家でジョギングスーツ姿でもできるし、パジャマ姿でもできます。**けれども、服装について、知っておくと便利ないくつかのヒントがあります。おそらくもっとも大切なことは、楽に呼吸できるだけの余裕があることです。ジーンズがきつくて胃がしめつけられていたら、リラックスして座るのにはよくありません。ベルトをゆるめたり、必要ならボタンをいくつかはずしてください。足がしっかり地面についていたほうがいいので、高いヒールの靴を履いていたらぬいでください。はだしになる必要はありませんが（そうしたいならかまいません）、足がぴったり床についていたほうが安定感があり、エクササイズの最初のパートもやりやすくなるでしょう。最後に、首にネクタイやスカーフをしているならゆるめるといいでしょう。どこかに少しでも窮屈さを感じると、座っているうちに不快になってきますので、楽になるよう必要なことをすべてしてください。

意識をとぎすませる座り方

もっとも大切なのは心で何をするかであって、体で何をするかではありません。体も一定の役割を果たしますが、前にも言ったように、完璧な蓮華坐を組んで座ることができたとしても、心が千千《ちぢ》に乱れていてはなんの意味もありません。瞑想を仕事にしようと思うなら蓮華坐の組み方を覚えるのも役に立ちますが、毎日10分の瞑想では、椅子に座ることになんの問題もありません。ある僧院では、あらゆる瞑想を椅子に座って行います。そこで修行した私が保証しますが、それでも瞑想の効果はまったく変わりません。大切なことは、心地よく楽にリラックスし、それと同時に集中し、意識をとぎすませることです。

体は心を映します。疲れを感じていたり、だらけた気分の時には、ごろりと横になりたくなります。エネルギーやスピードに溢れている気分の時には、じっとしていられません。怒りを感じている時は体に力が入ります。逆にリラックスした気分の時には、体からも力が抜けます。毎日瞑想する時には、この「輪の関係」を思い出すといいでしょう。**椅子に座った時、安定していて、自信に満ち、気を抜かない、それと同時に、楽にリラックスした姿勢をとろうとしてみてください。目指す心の状態を反映した姿勢をとることで、そのような状態にずっとなりやすくなります。**

瞑想に使う椅子はなんでもかまいませんが、背もたれがまっすぐのダイニング・チェアのようなタイプの椅子が使いやすいかもしれません。アームチェアやソファ、ましてベッドは、どれも瞑想に使うには少し柔らかすぎます。リラックスするにはいいですが、意識をとぎすますのには向きません。姿勢を保つのに少々の努力が必要な椅子がベストです。座る際にはいくつかの注意点があります。

1 背筋がまっすぐ伸びているのがベストですが、無理にそうするのはよくありません。

2 骨盤の位置が背中の位置を決めます。またお尻の下に小さなクッションを敷くと背中が丸まるのを防げます。

3 必要なら椅子の背もたれを支えにしてかまいませんが、後ろに寄りかからないようにしてください。後ろ方向ではなく、上方向をイメージしてください。

4 足は組まず、足の裏が完全に床についていて、足は肩幅ほどに開いているのがベストです。

5 両手を膝の上におきます。指や手、腕の重みを脚で支えてください。

6 頭は首の上になるべくまっすぐおかれているのがよく、あたりまえに思うかもしれませんが、上を見上げたり床を見下ろしたりしていないほうがいいでしょう。このほうが楽なだけでなく、集中力も高まります。

7 最後に、はじめのうちは目を閉じていたほうが、気が散りにくくなります。

できれば朝一番の習慣にする

一日の中でいつ、10分間の瞑想をするか決める前に、考えておいたほうがいいことがいくつかあります。朝はもうろうとしている、またはいつもバタバタしているので、朝一番にやるなんで考えられないという人もいるでしょう。あるいは、一日の終わりには疲れきっているので、夜に回せば必ず瞑想中に眠ってしまうのが目に見えているという人もいるでしょう。もしかすると、あなたはもうすでに職場の中の静かなスペースに目をつけていて、昼休みに瞑想の時間をつくれるのではないかと考えているかもしれません。私たちの生活はみな違っているので、あなたにとって都合がよく、やりやすい時間を見つけることが大切です。しかし、できれば避けたい時間帯があります。それは昼食の直後です。そのころは体が消化の真っ最中で、とても重く感じるため、眠ってしまいやすいからです。また、たっぷり夕食を食べた後も同じです。

私はよく、一日の中でもっともおすすめの時間はと聞かれますが、答えはいつも同じです。朝型の人も夜型の人も、瞑想を学んでいるあいだは、瞑想をするのにベストな時間は朝一番です。もっとも実際的な理由のひとつは、家族がまだ寝ているうちが一日で一番静かな時間であり、邪魔されずに座ることのできる静かな場所を見つけやすいからです。それに、起きぬけのもうろうとした状態を脱し、すっきりリフレッシュして、よい心の状態で来るべき一日にのぞむことができます。けれども、おそらくもっとも重要な理由は、朝一番にやれば、早く済ませてしまえるからです。後の時間まで引き延ばすのは危険な戦略であり、ほかの用事や締め切りや邪魔が入るかもしれません。仕事が終わって家に帰るまで引き延ばしたら、ただソファに倒れこみたくなり、瞑想など考えたくもない気分になっているかもしれません。私は瞑想の時間をスケジュールに組み込もうとするだけでストレスを感じる人さえ知っています。それは「やることリスト」の項目に加わり、「まだ終わっていないこと」がひとつ増えるだけだからです。ストレスを減らすためにやろうとしていることが、なぜかさらなるストレスのもとになっているのです。これでは本末転倒です。

朝早くに時間を見つけようと思うと気が重くなるかもしれませんが、忘れないでほしいのは、たった10分の話をしているということです。しかも、それは一日をすべて自分のものにするための10分なのです。少しでも長く寝たい気持ちもわかりますが、瞑想で感じられる深い安息は、あと10分寝ることよりもはるかに有益で役に立ちます。そのうえ、あなたにはそのことがわかっているのです。

いつやるかを決めるのはあなたですが、うまくいく可能性がもっとも高くなるよう、いつなら自分が毎日続けられると思うか考え、現実的な時間を選ぶようにしてください。

10分で終わらせる

タイマーをセットするのは瞑想の精神に反するような気がする、と多くの人が言います。制限時間内にやらなければというプレッシャーにさらされて、頭をからっぽにできないのでは、というのです。けれども、タイマーを使うのには実際的な理由があります。瞑想中に眠ってしまうのは珍しいことではなく、終わりと決めた時間に目を覚ますのは大切です（特に朝、時間通りに仕事に行かなければならない場合は)。また、自分がどれだけの時間座っていたのかがわかるかどうかという問題もあります。1分が10分に感じられることもあれば、その逆のこともあります。けれども、決め手となる、もっとも大切な理由があります。

瞑想では毎日が異なります。心が静まりかえっている日もあれば、とてもざわついている日もあります。まったくなんの感情もない日もあれば、とても強い感情を感じる日もあるでしょう。落ち着いてリラックスした気分の時なら、間違いなく心地よく10分間座って瞑想できるでしょう。10分間を終えた時、とても楽しくていい気分だったので、今日はもうあと10分やろうと思うこともあるかもしれません。それとは逆に、心の中がざわつき、何かにいらだっている時には、ほんの数分でこれ以上続けてもしかたないと思い、そこでやめてしまうかもしれません。

瞑想の目的が自分自身の心について知ることだとすると、このアプローチでは、あなたが知るのは幸せな時や落ち着いている時の心だけで、よりやっかいな面について知ることはできません。これは一見、魅力的に思えるかもしれませんが、幸せすぎたり、リラックスしすぎるのが問題だと思ったことがありますか？　もっともよく知らなければならないのは、やっかいな感情や思考なのです。**自分の心を知り、ひいては新しい視野で人生を体験するためには、毎回ゴールテープを切ること、何があっても10分を終わらせることが大切です。同様に、永遠に続けられそうなほど気分がいい日も、10分たったら終わりにするのがベストです。**そうやってきちんとした習慣をつけるのです。もちろん、その日のうちにもう一度瞑想したくなったらしてもかまいませんが、やはり10分間のルールは守るようにしてください。

最後に、タイマーは、時間が来た時に思わず飛び上がってしまうような音のしないものを選んでください。クッキング・タイマーを買ってしまったばかりに、鳴るたびに心臓が飛びでそうになったという男性を知っています。携帯電話のアラーム音の中から適度にソフトな音が見つかるかもしれません。ただし、電話は画面が見えないように伏せておき、音を切って、バイブ機能もオフにしておいてください。この3つを最初にやっておかないと、電話やメールが来た時、誰からかたしかめたくなる衝動にはなかなか勝てません。また、朝の目覚ましに使っているのとは違うアラーム音を選んだほうがいいかもしれません。人は目覚ましの音に特別なイメージを抱き、時には強い嫌悪感をもつことさえあります。ですから、それを毎日の瞑想の一部にしないほうがいいでしょう。

しなかった日をやめてしまう口実にはしない

瞑想というのはスキルであり、あらゆるスキルと同様、身につけたり磨いたりするためには、定期的に繰り返す必要があります。毎日座って瞑想することで生まれてくる勢いは、単純に再現できるものではありません。新しい運動をはじめる時と同じです。毎日の日課の一部になって、考えなくてもよくなるまで、定期的にやることで勢いをつける必要があるのです。毎日同じ時間にやることで、強力で確固とした習慣にするのに役立ちます。

10分間瞑想とマインドフルネスの効用について調べている神経科学者は、研究結果の中で、反復の大切さを改めて指摘しています。それによれば、毎日繰り返し瞑想することだけで、脳の好ましい変化を促す十分な効果があるそうです。実は、このことが新たなシナプス結合関係と神経経路の確立に不可欠だと科学者は考えています。つまりどういうことかというと、新しい行動や精神活動のパターンをつくることができ、同じく重要なこととして、古い精神活動のパターンを消すことができるのです。私たちの精神活動の多くが習慣化していることを思えば、このことには、人生をまさに一変させるような意味合いが含まれています。研究ではさらに、瞑想する人が瞑想体験をよいものと認知しているか悪いものと認知しているかにかかわらず、脳には同じ有益な効果が見られることがわかりました。つまり、瞑想があまりうまくいっていないように思える時でも、実はよいことが起こっているのです。ですから、その日の気分や感情にかかわらず、毎日繰り返すようにしてください。この反復を通じて、いつの日かもっと頭をからっぽにすることができるようになるでしょう。

もしたまたま瞑想を休んでしまった日があっても、瞑想をすっかりやめてしまう口実にしないでください。より意志を強くもち、忍耐力を鍛え、状況の変化にうまく適応するための機会にしてください。そのこと自体にメリットがあります。最近、患者のひとりがこう言っていました。「どんなメリットがあるのかを言葉にするのは難しい。ただわかるのは、瞑想した日はすばらしい気分になり、しなかった日は最悪の気分になるということだけ」――あなたも、瞑想した日はどんな気分か、そしてなんらかの理由でできなかった日はどんな気分かを感じてみてください。

自分自身の体験を信じること

瞑想の問題は、効果を測ったり評価したりするのが難しいことです。前にもお話ししたように、瞑想にいい瞑想も悪い瞑想もありません。あるのは、意識しているかいないか、集中しているかいないかだけです。ですから、もし評価を下すなら、それを基準にしなければなりません。ただし、別の時と比べたり、ましてほかの人の体験と比べて評価しようなどと思わないでください。瞑想体験はひとりひとりのものです。

ほかの人の意見に頼るのではなく、自分自身の体験を信じてください。そうすることで、瞑想があなたの人生の現実になるのです。あるとても高名な瞑想の指導者は言っています。「私が効くと言ったからするのではない。自分でためし、自分自身に変化をもたらすかどうかたしかめてみなさい。真剣に、まじめにやってみて、それで何か変わったかどうかを自分で判断しなさい。変化があったなら、続けることへの自信が増し、毎日もう少し長い時間やろうという気にもなるかもしれない。変化が感じられないなら、もう少し様子を見なさい。1回や2回では、新しいコーヒーを味見しようとして、やかんを火にかけただけだ。少なくともやかんのお湯が沸騰し、そのお湯を注ぎ、コーヒーを一口飲んでみるまで待たなければ、効果があるかどうかは判断できない」だからこそ、私はいつも「最低10日間続けてみるまでは、諦めたりやめたりしないでください」と言っています。

不快感は悪いサインとは限らないと知る

瞑想しようと座った時、はじめのうち少し気分がざわついて落ち着かないのはよくあることです。そのような時は、野生の馬のたとえ話を思い出すといいでしょう。それまで忙しくほかのことをしていたり、あるいはいろいろなことを考えていた場合、心がただちに静まるとは思えません。心にある程度の勢いがついているはずですから、それが落ち着くまでには数分かかります。その動きを心ではもちろん、体でも感じるのはごく自然なことです。ですから、前に説明したように、心が自分の好きな時に自然に落ち着ける場所に来られるよう、スペースを与えてやることを思い出してください。

瞑想の時間が終わりに近づくと（どのくらいの時間座っていたかにかかわらず）多少の不快感が出てくるかもしれません。ある日はそれが起こり、別の日には起こらないことにも気づくかもしれません。これらの変化に注目し、体の痛みや不快感がなんらかの形で心の状態を反映しているのかどうか、考えてみるといいでしょう。また、第2章の「幸福も悲しみも来ては去っていくもの」を読み返してみるのもいいでしょう。これはあらゆる種類の不快感に対処するすばらしい方法です。腰に深刻な問題を抱えている人でない限り、短い時間椅子に座っていることで本当に肉体的につらくなることはないはずです。とはいえ、ほとんどの人は、何もしないでただじっと座っていることがあまりないので、普段なら気づかないようなちょっとした体の痛みや不快感にもおのずと気づきやすくなります。ここで覚えておくべきなのは、その不快な部分は、あなたが座る前からそこにあったということです。瞑想はただ、そこを意識の光で照らし、よりはっきり見えるようにしただけなのです。これは一見、喜ばしくないことに思えるかもしれませんが、実はとてもいいことです。それらを消し去るには、まずはっきり見る必要があるからです。つまり、**不快感が表に出てくるのを目撃することは、ほとんどそれが去っていくのを目撃していることに等しいのです**。ただし、言うまでもないことですが、なんらかの慢性あるいは急性の痛みがあるなら、医者にみせるのがベストです。いずれにせよ、軽い不快感を瞑想をしない口実にはしないでください。からっぽの状態はいつあらわれるかわからないのですから。

絶えず変わりつづける体験を記録する

瞑想をはじめてみて、自分が体験したことを記録しておくととても役立ちます。そうしなければ、体験の記憶はすぐに薄れ、瞑想をはじめる前と後の感情がごっちゃになってしまいます。といっても、10段階で評価するような感じではなく、散歩に行って目にしたものを書くようなつもりで、体験したことや気づいたことを記録していってください。

覚えておいてもらいたいのは、必ずしも一日ごとに集中度や深い理解が増していくわけではないということです。ただ、**毎回座って瞑想するたびに、心と体に起こっていることに気づけるようになるのです**。そうやって日ごとの変化をただ観察すること自体が、よりリラックスしたものの見方や、進んで変化を受け入れ、変化の一部になろうとする姿勢につながります。私たちは自分を一定のタイプの人間とみなそうとする強い傾向がありますが、本書のエクササイズをまじめにやれば、本当は自分があるひとつのタイプにはおさまりきらないことに気づきます。ある瞬間から次の瞬間へ、ある日から次の日へ、私たちは絶えず変わり続けています。そのことがわかれば、自分自身に対する固定された見方にずっとしがみついているのが難しくなります。その結果、もはや同じパターン化した習慣に従ったり、一定のアイデンティティを死守する必要がなくなり、より自由になれるのです。

第5章
マインドフルネスの極意

心は一度にひとつの場所にしかいられない

私はずっと、瞑想とは座って目を閉じてするものだと思っていました。ですから、はじめのころに行った僧院で、足を組んで座って行う瞑想だけでなく、歩きながらする瞑想や立ってする瞑想、さらには横になってする瞑想を教えられて、大いにショックを受けたものです。

横になってする瞑想については、純粋に眠りに入るための方法として（および座っていられないほど具合が悪い時用に）教えられました。このようにして眠りに入ることにどんな意味があるかというと、正しい姿勢で横たわり、正しい心がまえを保てば、夜寝ているあいだも一定の意識を保てるのです。このことに相当の重きがおかれていた証拠として、毎日朝一番に導師がする質問といえば、「今朝目覚めた瞬間は息を吸っていたか、吐いていたか」というものでした。はじめのうち、私はこの質問に対して肩をすくめることがほとんどでした。やってみればわかりますが、これは言うほど簡単ではありません。けれども少し練習すれば、驚くほどこうした細かいことに気づけるようになるものです。

私は体に意識を配ることの意味をはじめて理解した瞬間のことを、鮮明に覚えています。瞑想ではよくあることですが、それは正式な瞑想の最中ではなく、道を歩いている時のことでした。その時まで、私はマインドフルネスの概念を理解していても、その可能性を十分に認識していませんでした。私は普段と同じように道を歩いていましたが、ふと歩きながらする瞑想

（これについては後で説明します）の指示を思い出して、その通りにしてみました。すると突然気づいたのです。１００パーセント歩くという行為に、その肉体の感覚とともに在れば、一切の思考が浮かばないということに。**本当の意味でひとつのこととともに在れば、同時にほかのこととともに在ることはできないのです。したがって、思考を無視したり抵抗しようとしなくても、心を別のことに集中していれば、それはひとりでに消えていくのです。**

一見、この発見はたいしたことではないように思えるかもしれません。むしろ、ごくあたりまえに聞こえるかもしれません。けれども、そんなにあたりまえなら、私たちは当然いつもそうしているはずです。私たちがストレスを感じるのは、様々な考えが頭を埋め尽くしている時なのですから。したがって、私にとっては、心が一度にひとつの場所にしかいられないというのは大きな気づきでした。時には、考えが次々にめまぐるしく動くので、一度にひとつ以上の場所にあるような気がすることもありますが、それは錯覚にすぎません。現実には、歩くという行為の肉体的感覚に１００パーセント注意を向けた瞬間、心はもう考えに沈んではいませんでした。つねにその瞬間を生き、決して思考に振り回されない新しい人生はなんとすばらしいのかと私は興奮し、そのビジョンに夢中になりました。有頂天になるあまり、ものの数分もしないうちにすべての意識を忘れ、再び考えで頭がいっぱいになっていました。前にも言いましたが、知恵とは、雷に打たれたように瞬時に人生を一変させるものというより、一滴ずつバケツにたまっていく水のようなものと考えるのがいいようです。

集中するポイントをもつこと

マインドフルネスを実践するには、瞑想と同じようにたゆまぬ努力が求められますが、必要なのは、「力まない」タイプの努力です。それは、思考や感情にとらわれてしまった時にそれに気づき、その瞬間に集中の対象に注意を戻すことを覚えているようにする努力です。集中する対象は、食べているものの味でも、ドアを開け閉めする時の腕の動きでも、椅子にかかっている体重でも、シャワーを浴びている時の水が肌に当たる感覚でも、運動している時の心臓の鼓動でも、赤ちゃんに触れた時の手触りでも、歯を磨いている時の歯磨き粉の匂いでも、ただ1杯の水を飲む動作でもなんでもいいのです。意識はあらゆる動作に向けることができます。一切の例外はありません。受動的な行動でも能動的な行動でも、屋内でも屋外でも、職場でもレジャーでも、ひとりでも誰かと一緒でもOKです。

マインドフルネスになじみのない人は、はじめは混乱するかもしれません。私はよく、「つまり、これからは目を閉じて呼吸に集中しながら道を歩けということか」と尋ねられます。言っておきますが、それはやめてください！　車の前に迷いでてしまったら大変です。それに、今は具体的な瞑想法ではなく、一般的なマインドフルネスの話をしているので、目を閉じる必要はないし、呼吸に集中する必要もありません。繰り返しになりますが、**マインドフルネスとは「今、ここ」に在ること、自分が今どこにいて何をしているかを意識することです。**普段しているやり方を変える必要はありません。必要なのは意識することだけです。そしてそのためのもっとも簡単な方法は、集中するポイントをもつことです。**心がどこかに行っていたことに気づくたびに、ただその本来の焦点に注意を戻せばいいのです。**

私が好んで例に挙げるのは歯磨きです。慣れた動作であり、とてもわかりやすい焦点があって、時間はせいぜい数分程度なので、そのあいだずっと意識を保っていられる可能性が高いからです。もちろん、これはほとんどの人が普段歯磨きをする時の様子とはまるで違います。普通は、次にすることを考えながら、できるだけ早く終わらせようとするものではないでしょうか。このふたつのシナリオの違いをしっかりと理解するには、体感する必要があります。実際にやって、どんな感じかを味わってみてください。ブラシが歯に触れる音、腕が前後左右に動く感覚、歯磨き粉の味や匂いなど、なんらかの肉体感覚を意識し、それを焦点にするとやりやすいでしょう。一度にこれらの対象のどれかひとつだけに集中することで、心が落ち着いてくるはずです。そうやって落ち着いた状態では、いつのまにか別のことを考えはじめたり、早く次の行動に移ろうとしている自分の様子に気づける可能性も高まります。あるいは、歯を磨くことに力を入れすぎているとか、逆に入れなさすぎていることにも気づくかもしれません。またたは退屈を感じていることに気づくかもしれません。これらすべての観察は、それ自体に意味があります。なぜなら、ありのままの自分の心を見せてくれるからです。このようにあらゆることに対して意識がとぎすまされていることこそが、穏やかで落ち着いて集中した心と、制御不能に感じられる心との違いなのです。1杯の水を飲むことを例にとってみましょう。ただ さっさと飲みほすのではなく、時間をかけてその体験を観察してください。あなたが最後に水を味わって飲んだのはいつのことですか？　グラスをもち上げたら、グラスの温度や手触りを感じてください。口に近づいていく手の動きを感じてください。口に入る水の味と舌ざわりを感じてください。体への意識をとぎすませば、水が喉を通って胃に入っていくのもわかるでしょう。これらの段階のどこかで、心がさまよいだしていたことに気づいたら、ただ水を飲むという動作に注意を戻せばいいのです。

大切なのは意識するという姿勢

このアプローチを様々な状況に取り入れてみた時に気づくのは、とても心が安らぐ効果があるということです。あらゆる行動をその場で体験できる（それは文字通り人生を満喫できるということです）だけでなく、とても気分が落ち着くのです。そして落ち着きとともに深い理解が生まれます。自分が何をどう考えたり感じたりするのか、それはなぜかがわかってきます。自分の心のパターンや傾向に気づくようになります。すると、自分の人生をどう生きるかの選択肢を自分の手に取り戻すことができます。ためにならない非生産的な思考や感情に翻弄されず、自分の望むような対応ができるのです。

もうひとつのよくある質問は、ほかの人と一緒にいる時にどうするかです。「誰かと一緒にいる時にこれらのことに集中するのは、相手に対して失礼ではないのか？」——私はこの質問を聞くたびに笑ってしまいます。それではまるで、私たちが普段、誰かと一緒にいる時に、相手の言葉や気持ちに全神経を集中していて、その他のことには一切注意を向けないと言っているようなものです。言うまでもなく、そんなことはほとんどありません。私たちが自分の考えに沈んでいて、相手の話をまともに聞いていないことはよくあります。たとえば友だちと話しながら道を歩いているとしましょう。歩くというのは比較的意識しないで行っている行為ですが、それでもほかの人にぶつかったり自動車の前に踏み出したりしないよう、一定の注意を払っています。そしてこうした注意のあいまに、あなたの意識は簡単に友だちとの会話にスイッチすることができます。これは、あなたが会話に対して普段よりも少ししか注意を向けていないということではありません。ただ、必要に応じてあることから別のことへと（この場合は身のまわりへの意識から友だちとの会話への意識に）注意が切り替わっているだけです。座って瞑想している時ほど、浮かんでは消える思考や感情への意識がするどくなることはありませんが（少なくともはじめのうちは）、**大切なのは意識するという姿勢です。これはやればやるほど、意識が磨かれていきます。自分のしている行為に注意を向けることで、むしろ人と過ごす時間が密度の濃いものになるのです。**クリニックに来たある女性は、生後まもない息子と一緒にいる時にこれをすることで、本当の意味で息子と過ごしていると感じられるようになったといいます。それまでは、息子といても、心はいつも別のところにあったそうです。けれども、息子のそばでマインドフルネスを実践することで、本当の意味でその瞬間を体験できるようになったのです。このことが人間関係にもたらす意味合いは非常に大きいでしょう。想像してみてください。誰かが自分に100パーセントの注意を向けてくれるとしたらどうでしょう？　そして、自分も相手に同じようにしたとしたら？

いつでもどこでもなにをしていても意識はできる

マインドフルネスのすばらしい点は、そのためにわざわざ時間を割かなくていいことです。ようするにこれは、別のことを考えず、今している行為とともに在るために心をトレーニングすることです。心のトレーニングをする時間がないという人でも、これなら大丈夫です。昔、タイで僧の修行を積んだアメリカ人の瞑想指導者の話を聞いたことがあります。彼は1960年代から1970年代にかけて、アジアへのヒッピー旅行に出かけたおおぜいの若者のひとりでした。旅のあいだに瞑想に興味をもつようになり、本格的に学ぼうと決心した彼は、タイのとある高名な導師のもとに行き、僧院に入って修行をはじめ、やがて僧になりました。そこでの修行では、きわめて厳格な日課のもとで、正式な瞑想と様々な作業が交互に行われていました。一日の瞑想時間は約8時間ほどでした。

僧院や道場などで暮らしたことがなければ、きっと8時間は長いと思うでしょう。しかし、これらの修行所としてはかなり短いのです。もちろんそれ以外の時間も心の修行に費やされるのですが、それは日々の雑用に対して意識をとぎすませるという、マインドフルネスの形をとった修行です。ところで、当時はアジアまでの旅行ルートがすっかり定番になっていたため、彼のいた僧院にも多くの欧米からの旅行者が訪れていました。その多くは数週間滞在した後にまた旅を続けるのですが、彼ら旅行者は、滞在中に自然とその僧院で暮らしている欧米人と言葉を交わすことになります。そのような会話の中で、このアメリカ人の男性は、隣国ビルマの僧院では日に18時間も正式な瞑想をしているという話を耳にしました。瞑想の修行を少しでも早く進めたいと思っていた彼は、僧院を移ることを真剣に考えはじめました。けれども迷ってもいました。教えを受けている導師が、大きな尊敬を集めているとても有名な人物だったからです。

そうやって悩んでいるうちに数か月が過ぎました。悟りをひらくのが目的なら、ビルマの僧院で一日18時間瞑想したほうが、確実にその可能性は高まる、と彼は考えました。今は掃除や薪拾いや僧衣を縫うことなど様々な作業が忙しく、瞑想の時間などまるでないように感じられます。そのうえ、修行にも思うように身が入らず、作業が邪魔をしているのではないかと考えるようになっていました。しばらくして、彼は導師のもとに行き、僧院を去ることを告げました。自分の熱意が導師に認められ、ここでもっと長い時間瞑想する機会を授けてもらえるのをひそかに願っていたのですが、導師は彼の申し出に静かにうなずいただけでした。

ここに至って、導師の一見無関心な態度に彼は少々腹を立てて「なぜ出ていくか聞かないのですか？」と言いました。導師は「わかった」と、あいかわらず動じた様子もなく、冷静に応じました。「ここでは瞑想する時間がないからです。ビルマでは一日18時間も座っているという話です。それなのに、ここでは一日8時間しか座れません。一日中料理や掃除や裁縫をしていて、どうして修行が進むでしょう。ここでは時間がありません！」聞くところによれば、導師は彼をまじまじと見つめた後、笑みを浮かべて尋ねたそうです。「君には注意する時間がないというのか？　意識する時間がないと？」男性は心の中の会話に夢中で、最初はまったく意味がわからずに言い返しました。「そうです。毎日作業が忙しすぎて、時間がないのです」導師は笑いました。「では、庭を掃いている時に掃くという行為を意識する時間がないというのか？　僧衣にアイロンをかけている時、アイロンがけという行為を意識する時間もないと？心の修行の目的は、より意識をとぎすませることだ。それをする時間は、堂の中で目を閉じて座っていようと、目をあけて庭を掃いていようと同じだけあるはずだ」

男性は言葉を失いました。心の修行について自分が誤解していたことに気づいたのです。私自身を含むたくさんの人と同じように、彼もじっと座って瞑想をしている時でなければ、心のトレーニングはできないと思い込んでいたのです。けれども、心のトレーニングはもっとずっと柔軟なものです。**何をする時にも同じ心の状態になれる。マインドフルネスの実践はそのこ**

とを教えてくれます。活動的な生活を送っていようと、あまり動かない生活を送っていようと関係ありません。道をサイクリングしていても、家で椅子に座っていても、意識する時間は同じだけあるのです。どんな仕事をしているかも関係ありません。一日が24時間なのはみな同じであり、意識を鍛える時間は誰にでも同じだけあるのです。意識するのが肉体感覚であろうと、感情や思考であろうと、その思考の中身であろうと、それはすべて意識であり、意識する時間はつねにあるのです。

たとえば、ある朝、週末だと思ってすばらしい気分で目覚めたとします。けれども実は平日だったことに気づいて、とたんに気分が落ち込みます。起き上がったところで猫につまずき、大声で悪態をつきながら洗面所に入ります。朝食を食べているうちにだんだん気分が上向いてきて、実のところそんなに悪い日でもないかもしれないと思いはじめます。ところが、家を出ようとしたところで、今日の残業を命じる上司からのメールが届きます。「まただよ。いつも自分だけ」とあなたは思います。家を出て、ドアを閉め、今度は小声で悪態をつきます。職場に着いて、自分だけでなく、みな残業を命じられていることを知ると、少し気分がよくなります。そこでテーブルの上に大きなケーキがあることに気づきます。あなたは笑みを浮かべ、食欲が湧いてきます。「誰かの誕生日だろう。早くお茶の時間にならないかな」と考えます。でもそこで、ケーキについてもう少し考えはじめます。今はダイエット中で、順調に効果も出ているのに、本当にあのケーキを食べるべきなのか。その反面、もっと自分にやさしくしようともしているので、やっぱりケーキは食べるべきだろうか。あなたは混乱します。ケーキを食べたい。でも食べたくない。こうやって一日が進んでいき、あなたは身のまわりの様々なことで浮かれたり落ち込んだりし続けます。一日を通じて変わらないのは、あなたの思考があなたの気分を左右していることです。意識していなければ、思考がすべてを支配するのです。

そこで、毎朝10分の瞑想のあいだだけ意識をとぎすませる（そして翌日瞑想する時までの23時間と50分をなんとか切り抜けようとする）という考え方をやめて、マインドフルネスを一日を通じてできるものと考えてはどうでしょう。思い出してください。それはいつ何をしていようと、していることだけに１００パーセントの注意を向けるということです。すると、本当はどこに行きたいとか、実は何がしたいとか、こうではなくてああなっていたらなどと考える（たいていのストレスのもとになるのはこうした考えです）ことが不可能になります。なぜなら、あなたは今していることとともに在るからです。

したがって、平日だと気づいた瞬間に機嫌が悪くなるかわりに、その自分の反応を観察し、感情が浮かんで消えるのを観察します。猫につまずいても、それを大切なペットのせいにして怒鳴りつけるかわりに、かがんで様子をたしかめ、自分のいらだちにではなく、猫に何ごともないかどうかに集中します。他者を思いやることで、いらだちを忘れ、フレッシュな気分で一日をはじめられます。その後も同じように、目的と集中と意識を保ちながら、ある行動から次の行動へと移っていくことができるでしょう。

今という瞬間こそが特別なもの

すべての瞬間に注意を向け、意識をとぎすませているのは、実はとても胸躍るものです。「自動操縦」の状態で日々を暮らし、漫然と年月が過ぎていくのはともすればとても簡単です。しばらく前にクリニックにやってきたある男性がいます。彼が来たのはかかりつけ医に紹介されたからでも、なんらかの精神疾患に悩まされていたからでもありません。仕事についての考えで頭がいっぱいで、日に日にまわりの世界から切り離されつつあるような気がして、どうすればいいのかわからない、というのが来院の理由でした。これが彼の内面の気分に影響を与えているだけでなく、人間関係にも影響を及ぼしはじめていました。彼の妻は、夫が自分の話をまったく聞いていない（それは事実だと彼は認めました）ことにうんざりし、子どもたちは彼が上の空だといつも文句を言っていました。実際、子どものひとりから、彼がそこにいても、頭の中では別のところに行っているようだと最近言われたのです。この言葉が最後のとどめになりました。自分の子どもにそんなことを言われて、とてもつらかったのです。当然ながら彼は動転し、なんとかして状況を変えない限り、家庭生活への影響がきわめて深刻なものになると心配しました。

最初の2週間は、しっかりしたマインドフルネスの土台を築くこと、特に毎日10分を割いて心を落ち着けるという瞑想の要素に重点をおきました。最初、彼はこれに抵抗を示しました。

「家族のための時間さえ見つけられないのに、これ以上自分のために時間を割くなんて。それはただの自分勝手ではないか」と言うのです。これはよくある意見ですが、よくよく考えてみれば、決してそんなことはありません。そこで私は説明しました。「今あなたがしているのは、誰かのために本当にその場にいられるよう、心をトレーニングすることです。**いつも自分の考えに沈んでいては、幸せを感じたり、誰かとの絆《きずな》を感じることはできません**。あなたは今、家族から何かを奪おうとしているのではありません。与えようとしているのです。よき夫、よき父親を。本当に彼らのためにその場にいてくれる人を」彼がきわめてはっきりと目に見える形でその絆を感じるまでに、1週間もかかりませんでした。彼は満面の笑みを浮かべて次の診療にあらわれると、誇らしげに宣言しました。「この1週間、一度も子どもたちを怒鳴らなかったよ！」

3週目に入るころ、私は歩きながらの瞑想を彼に教えようと思いました。正式な歩行瞑想は通常、きわめてゆっくり歩きながら行いますが、そうではなく、普通のスピードで歩いて移動している時に意識をとぎすませるという方法です。マインドフルネスを理解する瞬間が訪れるのはたいていこの時です。それは、目を閉じて座ることだけが心のトレーニングではないと悟る瞬間です。私は何度か一緒に歩きながら方法を説明した後、ひとりでやってみるようにと彼を通りに送り出しました。最初は静かで集中しやすい通りで、次に車や歩行者の多いにぎやかな通りで行いました。10分後、彼は散歩を終えてクリニックに帰ってきました。

「私はこの近くに15年住んでいて、この同じ道をほぼ毎日歩いている」と彼は言いました。「だが、この道を本当に見たのははじめて、まったくのはじめてだった。馬鹿げた話に聞こえるだろうが本当なんだ。家々の色や私道にとめられた車、花の香り、鳥の鳴き声に気づいたのははじめてだった」けれども、本当に私の心を打ったのは、彼が次に言った一言でした。「私はいったい今までどこにいたんだ？」

彼のように人生を生きている人がどれだけたくさんいるでしょう。過去の記憶や未来の計画に押し流され、いつも考えで頭がいっぱいで、たった今起こっていることにまるで気づかず、身のまわりで展開している人生に目を向けないままで。**今という瞬間は平凡に思えて、あたりまえのように思ってしまいがちですが、それこそが特別なものなのです。**今という瞬間をそのまま体験することがどれだけまれなことか。そして、人生の何ものとも違って、それを手に入れるためにどこかに行ったり、それをつくりだすために何かする必要はありません。何をしていようとそれはここにあります。サンドイッチを食べたり、お茶を飲んだり、皿を洗ったりといった、ごく普通の日常の中にあるのです。これこそがマインドフルネスの意味であり、「意識して在る」という意味なのです。

第6章
日々をマインドフルに過ごすために

食事をしながらマインドフルネス

食べているものを本当に味わっていることがどれだけありますか？　ほとんどの人は、最初の何口かで、それが自分が食べているはずのものに間違いないことを確認した後は、意識半分で食べています。食べるかたわら別の行動、たとえば考えることをしているのです。フォークを皿とのあいだで往復させたり、サンドイッチを手と口のあいだで往復させるのは特に複雑な動作ではないので、歩くのと同じように、食べるという行為を「無意識に行う能力」が身についてしまっています。

ながら行動の好きな人にとっては、夢のような話でしょう。食事をしながら新聞を読んだり、パソコンに向かったり、電話をしたり、今晩や週末の予定についてあれこれ考えたりできるのですから。夕食も同じです。遅くに疲れて仕事から帰り、明日の朝も早いことや、子どもを寝かしつけなければならないことですでに頭はいっぱいです。そしてなるべく短時間で用意し、なるべく短時間で料理した食事をなるべく短時間で食べてしまおうとします。それも、職場からの帰り道にファストフードを買って、家の玄関にたどりつく前に食べ終わっていなければの話です。それが悪いと言っているのではありません。この本は、食事について何を食べろとか、どこでどうやって食べろとか言うためのものではありません。それはあなたしだいです。

ただ、**食べるという単純な行為にマインドフルネスを取り入れることで、すばらしいメリット**

が得られるのを簡単に説明したいのです。

僧院の食事での気づき

私たちが日ごろ体験しているようなあわただしい食事とは対照的に、僧院での食事の時間は（特筆すべきいくつかの例外を除いて）静かでおごそかなものです。ほかに楽しみがあまりない環境では、食事はきわめて重要なものです。１杯のお茶を飲むことや、温かいシャワーを浴びることも同様です。これらは僧院の伝統では「感覚的快楽」と呼ばれ、基本的にあまりふけってはならないものとされています。これらはふけるべき快楽ではなく、マインドフルネスをさらに鍛えるための行動とみなされていました。ただし、言うまでもなく、このような生活は僧院に限られたものであって、「瞑想で最大の効果を上げるためには、日々の素朴な楽しみも諦める必要がある」などとは決して思わないでください。

ところで、私が暮らしていたある僧院（例の高い塀に囲まれた僧院です）では、ほかのあらゆることと同様、食事に対しても独特のアプローチがありました。到着初日に、好きな食べ物や飲み物をすべてリストにして提出するよう言われたのです。「これはすごい。まるで五つ星の僧院みたいだ」と私は思いました。さらに、嫌いな食べ物と飲み物のリストも提出するよう言われました。「これはまた気がきいている」と私はまた思いました。さらに、この僧院では一日3食で、夕食まで食べられるのです。まるで僧院のフォーシーズンズ・ホテルに来たような気がしました。そこで、その日の夕食に、嫌いなもののリストに書いた食材がたっぷり出てきた時の私のがっかりした気分は、きっと想像がつくでしょう。むしろ、よく見ると、皿の上には私の「嫌いなもの」リストに載っているものしかないように見えます。何かのミスや取り違えがあったのだろうか。私は2枚の紙を逆にしてしまったのだろうか。そう思いました。

しかし間違いなどではなかったのです。それどころか、好きなものや嫌いなものを聞いたのは、私たちが食の快楽にふけらないようにするためでした。さらには、「嫌いなものを味わう体験についてよく考える機会」をもてるようにするという目的もありました。これは私の滞在中、定期的に繰り返されました。私が数か月で塀を乗り越えて脱走した理由がだんだんわかってきたのではないでしょうか。けれども、おもしろいこともありました。座って瞑想しているだけの生活で一日3食も食べて、クジラのようになりたくないと思った私は、チョコレートやクッキーやケーキなどを嫌いなもののリストに書いていました。そうすれば健康的な食生活が送れるに違いないと思ったのです。それが私の「食べなければならないもの」リストになるとは夢にも思わなかったのですが、結果的に毎晩の夕食の後にチョコレートやケーキなどが出てくる羽目になりました。ほかの僧たちにはさぞ腹立たしかったことでしょう。

このアプローチは極端に思えるかもしれませんが、私はこの時まで、ある食べ物が好きで、ある食べ物が嫌いな理由についてよく考えたことがありませんでした。ただ「好き／嫌い」なのだと思い込んでいました。それについてより意識する機会を得たことはたしかに有益でした。自分でも驚いたことに、それまで嫌いだった食べ物の多くを食べられるようになりました。最初の抵抗感や心の葛藤を乗り越えてしまうと、その食べ物に対する直接の体験は、自分が考えていたものとは大きく違うことに気づきました。同様に、それまで好きだと思っていたものの、おそらく体にとってあまりよくない食べ物に対して、あまりこだわりがなくなりました。欲求が薄れ、その食べ物がどんな気分をもたらすかによく注意するようになると、突然それほど食べたいものには思えなくなったのです。少なくとも、かつて食べていたほどの量を食べたいとは思わなくなりました。

ですから、「マインドフルネス・ダイエット」が次の魔法のダイエット法として宣伝されているのも不思議ではありません。**マインドフルネスが、あなたの食べ物との関係（食べるもの、食べる量、食べ方など）を根本から変える可能性を秘めているのは間違いありません。**けれども、次の流行のダイエット法としてしか見ないのは、マインドフルネスに対する正当な評価とは言えません。なぜこんなことを言うかというと、幸福になる手段としてのマインドフルネスが、幸福になる手段としての減量と混同されてしまう恐れがあるからです。これらはまったく違うものです。後者は長く続く充実感をもたらしてはくれないし、頭をからっぽにすることもできません。とはいえ、食べ物との健全な関係を築くのはもちろんいいことですし、食に対する意識を高めた結果として、余分な体重を減らせるならすばらしいことです。ようするに、ここでもより広い視野をもち、衝動的に反応するのではなくうまく対処する、という同じ考え方に戻ってくるのです。

自分の食生活に100パーセント満足していて、食べ物についてなんの悩みもないという人にはほとんど会ったことがありません。たいていの人は、自分の食生活についてしばしば罪悪感を覚えています。「食べたいもの」と「食べるべきもの」とのあいだにはつねに大きなギャップがあります。かつては私もそうでした。僧の修行をはじめる前の私は、食べ物におそろしくこだわっていました。当時は体操競技をしていて、毎日ジムでトレーニングし、体のことで強迫観念にとり憑かれていました。1週間の献立を綿密に決め、毎食の食事の量をきっちりはかっていました。外食する時でさえ、大半の人の基準で少しでもおいしいとされるあらゆるものを避けていました。甘いものが食べたいという欲求が湧いてきても、無理にそれを押し込めていました。こだわるあまり、外食の時には前もってレストランに電話して、特別メニュー（卵の白身のオムレツなど）を注文していたほどです。このような生活にマインドフルネスの余地はほとんどありません。これは極端であり、どちらに偏っていようと、極端な生活は健全とは言えません。ですから、私は僧院に入った時、自分が食にどれだけ感情的に執着していたかを大いに思い知らされることになりました。このことを物語るエピソードはたくさんありますが、私たちが食べ物に対してもっている感情的な結びつきを際立たせる例として、アイスクリームの話を紹介しましょう。

溶けてしまったアイスクリームが教えてくれた

ビルマのある僧院での食事の時間は厳粛なものでした。公正を期すために言うなら、そこでは基本的に話をしないことになっていたので、そもそもコミュニケーションはあまりありませんでした。さらに、食事の時間は正式な瞑想の修行とされていました。

朝食でも昼食でもメニューはいつも同じで、カレーとご飯です。私たちが食堂に入っていくと、椀とスプーンがすでに円卓の上におかれていて、やがてふたりの僧がやってきてご飯とカレーをよそっていきます。短い経文を唱えた後、銅鑼《どら》が鳴らされ、私たちは1時間かけて食事をします。1時間と言ったら文字通り1時間で、それ以上でもそれ以下でもいけません。この僧院では何をするにもおそろしくゆっくりでした。食べるどころか、ご飯を皿から口にもっていくだけでも20秒はかけなければなりません。これにはもちろん理由があり、そうすることで心の働きをとても詳しく検分することができます。しかし、とにかく長い時間がかかります。

朝食の時には、空腹のあまり、ほとんど何も考えずにがっつこうとすることもありました。そのような時には肩に手がおかれるのです。それは律師と呼ばれる僧の手で、その仕事は、みなに修行に役立つ、僧としてふさわしいふるまいをさせるようにすることです。私はこの僧院にいるあいだに、律師とはすっかりなじみの仲になりました。

ビルマでは1年のある時期に、地元民が仕事の休みをもらって僧院に瞑想をしにくる習慣があります。その際、彼らはしばしば僧院に寄進する食べ物をもってやってきます。ある日、ひとりの男性がドラム缶のような大きな金属の容器をいくつかもってやってきました。中身は見当もつきませんでしたが、僧以外の者が食事の時間に食堂に入ってくるのは珍しいことです。その日はほかにも普段と違うことがありました。いつもなら卓の上に並べられている椀とスプーンがなかったのです。そして、食事を配って回る係のふたりの僧が、今日はご飯とカレーの鍋をもっておらず、かわりに黄色いものが入った小さな器を配っていました。

突然、私はその正体に気づきました。配られているのはアイスクリームです！　椀がひとつずつ僧たちに配られていきます。私はアイスクリームをじっと見つめました。夏で、気温は40度を超えていました。時間がありません。しかし、もちろん銅鑼が鳴るまで、誰も食べはじめることはできません。私はまもなくイライラしはじめました。アイスクリームが溶けることに対する私の心配は、クリームと砂糖を冷やし固めたものに対して人間が感じるべき適切な水準をはるかに越えていました。もちろん私のこの反応には、何も悪いことやおかしいことはありません。しかし、この時点での私の欲求や渇望は度を越えていたというのが妥当でしょう。

そこで、私はなかなか食べはじめられない理由に気づきました。アイスクリームを配り終えたふたりの僧が、今度はいつもの椀とスプーンを卓において回っているのです。私は心の中で自分に言い聞かせていました。「大丈夫、椀は空だし、そんなに長くはかからない。アイスクリームはきっともつ」けれどもふたりの僧がようやく私たちのテーブルまで来た時、彼らのしていることが目に入りました。アイスクリームの椀を円卓の中央に向かって押しやり、空の椀とスプーンをその前においているのです。彼らの後ろでは、別のふたりの僧がご飯とカレーの鍋をもち、椀によそって回っています。そこに至って理解しました。アイスクリームの前にまずカレーを食べなければならないのです。それでも誰の邪魔も入らない自分の家でスピードを制限されずに食べられるならチャンスもあったでしょう。けれどもこの僧院では望みはありません。カレーとご飯を食べるのに1時間近くかかり、律師も間違いなくそうさせるはずです。

怒りがふつふつと湧いてきて、続いてたくさんの怒りに満ちた考えが浮かんできました。「こんなことは馬鹿げてる！　まるで拷問だ！　だいたい食べ物の無駄じゃないか！」機械的にスローモーションでスプーンを口に運びつつ、未練がましく溶けていくアイスクリームに視線をやりながら、考えはさらにエスカレートしていきました。頭をからっぽにする気もなければ、意識もしていませんでした。私はマインドフルネスとはほど遠く、完全に自分の考えにとらわれていました。とらわれすぎて、実は本当の怒りの原因は、ただ望むものが手に入らないからだということにも気づきませんでした。それは執着と呼べるものだったと思います。どうしても何かがほしくて、それが手に入らない時、抵抗したりあがいたりすることです。私がその時あがいていたのは間違いありません。

私がしばらくそうやって考えたり感じたりしているうちに、しだいに怒りがおさまってきて、かわりに悲しみと罪悪感が湧いてきました。自分が怒りの思考に身をまかせたことが悲しく、それをどこに、そして誰に向けたかを思って罪悪感を覚えたのです。これらの感情は、やはりこの気分を反映した考えとともに、しばらくのあいだとどまっていました。やがて、アイスクリームはついに真昼の太陽との闘いに敗れ、椀の中には黄色のどろっとした液体だけが残されました。それを見ながら、自分がなぜあれほど逆上したのか、あるいはなぜあれほど興奮したのかと、不思議になりました。それは今はもう、とてもおいしそうには見えません。こうした考えとともに、受容の気持ちが湧いてきて、それが私の気分をすっかり変えたようでした。アイスクリームへの執着の強さのあまり、私はすべての意識をきれいさっぱり忘れていました。意識することを忘れた結果が、止まらない、心身を消耗させるばかりで実りのない頭の中の声となってあらわれ、私は降りられない感情のジェットコースターに乗せられることになったのです。

これは極端な例かもしれませんが、食べ物にまつわるよくある体験を浮き彫りにしています。**こと味覚に関する限り、私たちは感情や止まらない頭の中の声に振り回され、自分の選択や行動をコントロールできなくなるのです。**チョコレートやスナック菓子を半分ほど食べたところでふと気づき、「なぜこんなものを食べているんだろう?」と思ったことがありませんか。私たちはそもそも空腹ですらないことを忘れ、ただなんとなく衝動に従っているのです。しかも、私たちはそのような時、しばしば別のことに気をとられています。むしろずっと別のことを考えている可能性のほうが高いでしょう。時代遅れに聞こえるかもしれませんが、最後にきちんとテーブルについて食事をしたのはいつですか？　テーブルのかわりにソファで食事をしている人も多いのではないでしょうか。昔は食卓についてもすぐに食べはじめず、少しのあいだ時間をとって祈ったりする作法がありました。それはこれから食べるものを認識し、食事ができることに感謝の念をもつための時間でした。

これを踏まえて、次のエクササイズはテーブルについて行うことをおすすめします。最初の何回かはひとりだけでやったほうが集中しやすいかもしれません。はじめのうちは、会話もそのほかの音もしない静かな環境のほうがいいでしょう。ですからテレビや音楽を消し、できれば携帯電話もオフにしたほうがやりやすいと思います。それに、より効果を上げるには読むものもないほうがいいでしょう。ですからノートパソコンや本や雑誌もしまってください。するとあなたと食べ物だけの状態になります。最初にこのエクササイズをやってみた時には、寂しいとか退屈だという人が多いですが（現代人にとって、こうやって食事に集中することがどれだけ珍しいかの証《あかし》です）、エクササイズに集中すれば、これらの感情はすぐに消えていきます。このエクササイズのあいだは、いつもより少しゆっくり食べたほうが、指示を実行しやすいでしょう（ただしビルマの僧院ほどゆっくり食べることはありません）。食事の時は毎回そうやって（そのスピードで）食べろと言っているのではありません。ただエクササイズとして食べる時はこの方法がベストです。これは前にお話しした瞑想とマインドフルネスの違いです。瞑想とは、どれだけ忙しくても、大勢の人と一緒でも、生活にマインドフルネスを取り入れ、より注意力を高めて日々を生きられるよう、その手助けをするものです。一度マインドフルネスを取り入れた食べ方を身につけてしまえば、あとは友だちと話しながらの会食でも、急いで食べている時でも、あらゆる食事でそれができます。

エクササイズ7 食べながら「今、ここ」を意識する

できればひとりで、邪魔が入らない状態でテーブルにつきます。もし自分ではコントロールできない外部の音があっても、あまり気にしないでください。10分間瞑想の時と同じように、それも瞑想の一部にしてしまえばいいのです。食べ物をもち上げる前に、まず2、3回深呼吸し（鼻から息を吸って口から吐く）、心と体を落ち着けます。

次に食べ物を見て、それがどこから来たのか、原産地はどこか、育てられたのか、製造されたのかなどを考えます。様々な材料が育った場所のこと、さらにはその作物や動物を育てた人のことまで想像してみてください。私たちは今では、日々口にしている食べ物が生まれる場所とすっかり切り離されてしまっています。あまり重要でないことのように思えるかもしれませんが、食べ物にまつわるより広いマインドフルネスの感覚を養ううえでは、とても大切なことです。

これをしながら、心の中でいらだちを感じていないか、さっさと食べたいという気持ちになっていないか、たしかめてください。ひょっとすると、さっさと済まさなければならないたくさんのことが頭に浮かんでいるかもしれません。どんな反応であれ、それはたいていただの条件反射であり、癖です。けれども、驚くほど強くしみついた癖もあります。

そこで罪悪感にとらわれたりせず、次に、皿の上に食べ物がのっているという事実を認め、感謝しましょう。世界にはそうでない人がたくさんいることを私たちは忘れてしまいがちです。こんなことを考えたくはないかもしれません。けれども、これはとても大切なプロセスです。**感謝する気持ちは、安定したマインドフルネスの実践の中心となるものです。**先ほど言ったように、次のパートは普段よりも少しゆっくりやったほうがいいかもしれません。ただし、どんなふうにするにせよ、自然に、あまり考えすぎないでやることが大切です。

それが手で食べるものなら、もった時の感触、温度、色などに注目してください。フォークやスプーンなどを使って食べるものなら、フォークやスプーンの手ざわりや温度に注目し、また皿の色に注目してください。

食べ物を口に近づけながら、手から、目、鼻、口に注意を移します。どんな匂いがしますか。近づけてみるとどんなふうに見えますか。口に入れた時、どんな味、舌ざわり、温度を感じますか。あなたは何かを「する」必要はありません。ただ体に感じる様々な感覚を観察してください。

体の感覚に加えて、食べ物に対する心の反応にも注目してください。たとえばその食べ物に対して、心の中に喜びが湧いたのか、不快になったのか。食べ物をあるがままに受け入れられたのか、なんらかの点で抵抗を感じたのか。たとえば熱すぎたり冷たすぎたり、甘すぎたりすっぱすぎたりしなかったか。心がただちに食べ物に対して評価を下し、過去の食事と比べようとしている様子に気づいてください。

何口か食べるうちに、心が退屈しはじめ、別のことを考えだしているのに気づくかもしれません。10分間瞑想と同じように、これはごく普通のことですから、心配はいりません。前と同じように、心がどこかに行っていたことに気づいた時点で、そっと瞑想の対象に、すなわち食べるという行為と、様々な味や匂い、感触、光景、さらには音に注意を戻してください。

こうやって食事を続けるうちに、自分がもっと早く食べたいという強い衝動を感じているることに気づくかもしれません（デザートが近づいてくるとそうなるかもしれません！）。あるいは、体重を気にしている人なら、食べているものに不安を感じているかもしれません。これらの考えが頭に浮かんでいるのに気づき、さらに、できれば食べている時の呼吸の様子にも気づいてください。呼吸は、このエクササイズがあなたにとって心地よいものか、不快なものかの目安になります。

食事が終わりに近づいたら、自分がもうすぐ食べ終わってしまうことにがっかりしているか、もうすぐ食べ終われることにほっとしているかに気づいてください。最後の一口には特に時間をかけてもいいでしょう。

テーブルを離れるか次の食べ物に移る前に、もう一度、2~3回深呼吸をしてください。皿が食べ物でいっぱいだった時はどう見えたかを思い出し、からっぽになった皿が今どう見えるかに注目してください。その一方、テーブルにつく前にお腹がすいていた時の感じと、今、お腹がいっぱいになった感じとを比べてください。これらのことに気づき、あらゆるものが絶えず変わっていること、すべてのものにはじまりと終わりがあることに気づくと、しだいに楽な気分になってくるものです。

歩きながらマインドフルネス

ある通りを歩きはじめて、数分後にその通りの端にいたものの、どうやってそこまで来たのか覚えていないことがありませんか。これはよくあることですが、その通りにいなかったなら本当はどこにいたのか、という疑問が浮かびます。十中八九、あなたは考えに沈んでいたのです。もちろん、心を自由に遊ばせるのがいいこともあります。そのような時こそ、創造的なアイデアが浮かぶという人もたくさんいます。ただしそれは、外を歩いている時の頭の中の声が本当に生産的か、心地よいかがわかっていればの話です。道を歩いていて、いつのまにか考えに沈むことの影響はたいして深刻ではありません。でも車を運転している時はどうでしょう。同じような経験がありませんか。走り慣れた道を数キロにわたって無意識に運転していたことにふと気づいたことがありませんか。それはおかしいと同時に怖い体験です。そこまで上の空になれるというのはおかしいですが、その影響を考えるとおそろしくなります。しかしこのようなことが起こるのにはきちんとした理由があり、それはあなたが思うよりもずっとはっきりしています。

歩くというのは慣れて体にしみついた行為であり、あまり集中する必要がありません。そのため、ほとんど体がひとりでにしてくれるので、意識半ばで歩いている状態になりやすいのです。足を動かしていても、心はまったく別のことを考えています。考えているのは、すでに心の中にあったことかもしれないし（ささいなこともあれば、重大な問題もあるでしょう）、道で目にしたものや人がきっかけで新しい考えが浮かんだのかもしれません。これは特に、にぎやかな都市や混みあった場所に住んでいる人には起こりやすいでしょう。

まわりのものや人に注意が向くのはかまいません。むしろ、マインドフルネスという点では、よいこととさえ言えるでしょう。あなたが一時的に思考の世界から出てきたということだからです。問題は、その注意を引かれたものに気をとられ、それについて考えだし、物語をつくりはじめた時です。車が騒音とともに通りすぎた時、あなたは騒がしいところに住むのはもう嫌だと思い、かわりにどこに住みたいかを夢想しはじめるかもしれません。あるいは、店のショーウィンドウで何かを見かけて、それがあったらいいなあと考え、続いてすぐに懐《ふところ》具合のことを考えはじめるかもしれません。心がさまよいだした原因がなんであれ、それは「今、ここ」から離れ、人生をじかに体験することから離れることです。ときどき、私たちは人生を振り返ったり計画したり分析することに忙しくて、人生を――自分がこうあるべきと思う人生ではなく、ありのままの人生を――体験するのを忘れているような感じがすることがあります。

ほとんどのエクササイズと同じように、歩きながら「そこに在る」ためのトレーニングには、ふたつのアプローチ法があります。ひとつめは正式なアプローチです。これを「歩行瞑想」といいますが、これは通常、少しゆっくり行われます。そして、より一般的で実際的なアプローチとして、普段の生活で歩くことにマインドフルネスを取り入れる方法があります。必ずしも両方やる必要はなく、いきなり一般的なアプローチのほうからはじめる人もたくさんいます。それならわざわざ時間を割く必要がないからです。**あなたはたぶん、すでに毎日かなり歩いているはずですから、今までずっとしてきたことを続けながら、心の向け方を変えるだけでいいのです**。次のエクササイズは、このふたつのアプローチを合体させたものです。時間があれば、最初の1、2回だけでも、感じをつかむために少しゆっくりやるのをおすすめします。また、にぎやかな街中でやるよりは、公園や往来の少ない静かな道でやるほうがいいかもしれません。海ではなくプールで泳ぎ方を習うようなものです。

ただいつもよりゆっくり歩くだけ

オーストラリアにいるあいだに、ブルー・マウンテンズの道場でしばらく修行する機会に恵まれました。その道場は、風光明媚《ふうこうめいび》な山あいの、小さいながらそれなりに多くの人が住む村のはずれにありました。その道場には、僧はもちろん、一般の人もたくさん来ていました。オーストラリアは仏教国ではないため、道場はおもに村のスリランカ人やビルマ人からの寄付で運営されていました。さらに、彼らは道場の人々のために毎食できたての料理を届けてくれていました。それはとてもおいしく、滞在していたある男性など、道場の感想を聞かれて「食事と食事のあいだの時間がつらいけど、それ以外はすばらしい」と答えたほどです。そこではビルマの僧院の伝統を受け継ぎ、正式な歩行瞑想がとても重視されていました。普通は道場内でそのやり方を教わるのですが、美しい景色にひかれ、外に出てやろうとする人も珍しくありませんでした。

その光景がどんなものかは実際に見てみないと伝わりづらいのですが、どこを見ても、人々が教えられた指示の通りに、前に、あるいは後ろ向きにゆっくりゆっくり歩いています。この光景をさらに異様なものにしているのが、みなまっすぐ前を向き、誰とも目を合わさないようにと教えられていることです。もちろんしゃべるなどもってのほかです。

体験修行に来ている人の多くがこの歩行瞑想を好んでいました。道場で座り、1時間も蓮華坐の姿勢に耐えなくてもいいからです。それに外で日光浴も楽しめます。けれども、多くの人にとっては、歩行瞑想のほうが座ってする瞑想よりも心の落ち着きや解放感が得られることもまた事実でした。それにはもっともな理由があります。瞑想をはじめた時、たいていの人は、適度な力の入れ具合に苦労することになります。気張りすぎれば瞑想は心地よいものでなくなってしまうし、気をゆるめすぎれば眠ってしまいます。前にもお話しした集中とリラックスのバランスです。けれども、一般に歩行瞑想では、より自然な解放感を得られるため、初心者にとってはより心地よさを感じられるのです。ただし、歩行瞑想を座ってする瞑想のかわりと考えるべきではないと付け加えておきます。それぞれに意味があり、座ってする瞑想には独自の重要性があるのです。

修行参加者はみな、歩行瞑想は道場の敷地内でのみ行うようにと厳しく言われていました。けれども、人間は必ずしも指示に従うのが得意ではありません。案の定、ある日の昼休みに3、4人の参加者が、門の外に出て見聞を広めようと考えました。さて、あなたが山あいの静かで平穏な村で暮らしていると想像してみてください。村人は全員が知りあいです。ある日、窓の外の景色を眺めていると、道の反対側にいるひとりの男性が目に留まります。男性はスローモーションで歩いているように見えます。カジュアルな服装で、目はまっすぐ前を見て、窓辺にいるあなたの姿に気づく様子もありません。やがて、もうひとりいることに気づきます。今度は女性です。最初の男性の少し後ろを歩いていて、まるでどちらが遅く歩けるかを競っているようです。その後に、またひとり、そしてもうひとりが続いています。どれも知らない顔ですが、みな同じようなトランス状態に見えます。まるで、腕を前に出す力のないゾンビのようです。

もしそんな光景を見たら、少々不安に思って当然です。気の小さい人ならパニックになるかもしれません。ですから、地元の村人がある日これとそっくり同じ光景を目にして、警察を呼ぼうと思ったのも無理はありません。その女性は、道場の中で洗脳のようなことが行われていて、人々が半ば無意識の状態で外にさまよい出たのだろうと考えたのです。その土地の地元警察は、いまやオーストラリア中のどの警察署よりも、歩行瞑想についてよく理解しているに違いありません。

ここに重要なポイントがあります。歩行瞑想は、体系化された正式な方法で行う場合であっても、ロボットのようになってはなりません。**求められているのは、あくまで自然に、ただいつもより少しゆっくり歩くことです。**それが僧院や道場ならば、そのペースは非常にゆっくりになるかもしれません。それでもやはり自然な動作であって、多くを考える必要はありません。歩き方は知っているのですから、考える必要はないはずです。それでも、なぜか（座って瞑想をしている時にどうしても呼吸について考えすぎてしまう人がいるように）歩くというプロセスをただ意識するのではなく、それについて考えたいという衝動に駆られてしまう人がいます。そうなると、どこかぎくしゃくした奇妙な歩き方になるのです。ですから、**何か特別な**

方法で歩こうとしないでください。ただ歩けばいいのです。時間とともに普通のスピードで歩きながら、場合によっては人と話しながらでもこれができるようになれば、あなたが自然な歩き方を保っているという証拠です。次のエクササイズに慣れたら、すぐにでも普段の生活で歩きながらのマインドフルネスに専念するよう私がおすすめするのも、これが理由のひとつです。

私のクリニックに来た人は、高血圧、不眠、依存、うつなど来院の理由がなんであれ、みな歩くという行為に瞑想の精神やマインドフルネスの原則を取り入れる方法を教わります。一日を通じて瞑想の効果を上げたいなら、これがどれだけ大切かは強調してもしきれません。はじめてこれをやってみた人は、ほぼ例外なく、その現実感のなさについて感想をもらします。よく聞かれるのは「自分は世界に存在していても、その一部ではないように感じた」というコメントです。同時に、その逆説に気づいて、身のまわりの世界から隔絶された感覚が薄れ、より世界との結びつきを感じられるようになったと言います。また、あらゆるものがよりくっきり見えるようになり、より「生きている」感じがするようになったと言う人もいます。思考から抜け出て、身のまわりの世界の豊かさに気づけたなら、普段、考えに沈んでいる時のくすんでぼやけた状態に比べて、それがくっきり鮮やかに感じられるのは間違いありません。

エクササイズ8 歩きながら「今、ここ」を意識する

歩きはじめたら、体の感覚をたしかめてください。体が重いですか、軽いですか。こわばっていますか、リラックスしていますか。すぐに答えを出さず、少し時間をかけて自分の姿勢や歩き方をよく意識してください。

自分の歩き方を変えようとはせず、ただどんな感じかを観察してください。呼吸と同じく、歩き方も、わざわざ考えなくても、半ば自動化され体にしみついた動作です。ですから、ただ少しのあいだ観察し、意識してください。これをしていると人目が気になってくることがよくありますが、たいていその気分はすぐに消えていきます。

歩くという動作について考える必要はありませんが、身のまわりで起こっていることは意識する必要があります。エクササイズのあいだ、車やほかの人、信号や標識などに意識を向けてください。

まずは、身のまわりの目に入るものに気づいてください。にぎやかな街中なら、すれ違うたくさんの人や、店のウィンドウ・ディスプレイ、車、看板などが目に入るかもしれません。田舎に住んでいる人なら、畑や木々や動物などが目に入るかもしれません。その色や形、動き、さらにはじっと動かない様子にも気づいてください。見えるものについて何か考える必要はありません。ただ見て、認識するだけで十分です。これに30秒ほどかけて

ください。

次に、音に注意を向けてください。何が聞こえますか。自分の足音、走り去る車の音、木に止まった鳥の鳴き声や人の話し声などが聞こえるかもしれません。音の対象について考えるのではなく、それが自分の意識の領域を横切っていくようなイメージで、一瞬だけ意識を向けてください。これにも同じく30秒ほどかけてください。

次に、30秒ほどのあいだ匂いに注意を向けます。いい香りもすれば、悪臭もするかもしれません。香水やアフターシェーブ・ローションの香り、車のガソリンや排気ガスの臭い、食べ物や飲み物の匂い、切ったばかりの草木の匂いがするかもしれません。それぞれの匂いから、心が習慣的に物語をつくりだしたり、自然に過去のどこか、何かあるいは誰かを思い出す様子に気づいてください。

最後に、肉体的な感覚に注意を向けます。日の光の暖かさ、雨の冷たさ、風の涼しさを感じるかもしれません。1歩ごとに足の裏が地面に触れるのを感じたり、体の脇で揺れる腕の重みを感じたり、肩の凝りや古傷の膝の痛みといった痛覚を感じるかもしれません。ただ30秒ほどのあいだその感覚を意識することがポイントで、それらの感覚について考え込む必要はありません。

歩いているあいだ、これらが自分の意識の領域に入ってこないふりをしてはいけません。ただ入ってきて出ていくのに気づき、次々にあるものが別のものに入れ替わる様子を観察してください。道路のたとえを思い出してください。様々な色の車が次々に走ってきて、あなたのそばを通りすぎていきます。唯一の違いは、今は座っているのではなく歩いているということだけです。

1、2分したら、そっと体の動きの感覚に注意を移してください。一定のリズムで体重が右から左に移り、また戻るのを感じてください。スピードを調整したり、一定のペースで歩こうとしたりするのは(公園のような静かな場所や家にいるのでない限り)やめてください。そのかわりに、自分の歩き方や慣れたリズムを観察してください。このエクササイズをした結果、これからはもう少しゆっくり歩こうと思うかもしれませんが、それはそれでかまいません。

歩くリズムと足の裏が地面に触れる感覚を意識のベースとし、心がどこかに行っていたことに気づいた時に戻ってくる場所にします。これは座ってする瞑想の時の呼吸が出入りする感覚と同じ役目を果たします。

周囲のものをすべて締め出すほど強く意識を集中する必要はありません。むしろ身のまわりで起こることにオープンな態度を保ち、心がどこかに行っていたことに気づいたら、体の動きと足の裏が1歩ごとに地面にあたる感覚にそっと注意を戻してください。

こうして、よりその場に在って意識をとぎすませられるようになると、自分の心の癖(普段の考え方)もよりはっきりするかもしれません。私たちは普段、考えそのものにとられすぎて、これらのことに対する自分の反応にめったに気づきません。たとえば、赤信号によって歩くリズムをくずされ、しばらく止まって待たなければならない時、どんなふうに感じますか。イライラし、早く進みたくなるでしょうか。人のあいだでいい位置取りを探そうとしますか。あるいは、しばらく休める機会がもててほっとするでしょうか。

このエクササイズは、いくつかのセクションに分けるとやりやすいかもしれません。たとえば、A地点からB地点まで歩く必要があって、それに10分から15分ほどかかる場合、通りごとに分けるのがいいでしょう。各通りのはじまりで、ほかのことを考えずに通りの終わりまで歩くという意思を自分に思い出させます。心がどこかに行っていたことに気づいた時点で、そっと足の裏の感覚に注意を戻します。通りの終わりに着いたら、また新しくエクササイズをはじめるつもりで次の通りに歩きだします。こうすればずっとやりやすいはずです。

家の近くに公園や川原など、気持ちのよい屋外のスペースがあれば、そこでやってみるのもいいでしょう。このような場所では気をとられる対象も少ないので、エクササイズの感触も変わるはずです。また、対照的な環境での心の働きの違いを知るうえでも有効です。

運動しながらマインドフルネス

自分の能力を出し切ることがどれだけありますか？　体力づくりのためにジムでトレーニングしたり、友だちとサッカーをしたり、公園でジョギングしたり、山をスキーで滑り降りたり、ヨガをしたり、泳いだり、サイクリングをしたり、あるいは何か特定の分野で競ったりしていて、「やった、今日は最高の能力が出せた」と思って帰っていくことがどれだけあるでしょう？

自分に対する評価が厳しい人はたくさんいますが、そういう人でも、自分のベストな能力を出せた時にはわかるものです。「ゾーンに入った」、つまりすべての必要な条件がまさにちょうどいいタイミングでそろった結果、最高のパフォーマンスを発揮できたという感覚がありま す。意志と自信と集中を感じられるのです。おもしろいのは、きわめて肉体的にきついことでも、まるでなんの苦もなく楽にできたような感じがするところです。これと同じような感覚を瞑想で感じることができるのは、決して偶然ではありません。

最高のレベルでプレーしているプロスポーツ選手を見ていると、彼らがかなりの時間を「ゾーンに入った」状態で過ごしているのがわかります。ゾーンを出たり入ったりしていることもありますが、ベストな能力を発揮している時には、まるで何ものも彼らの集中を途切れさせることはできないかのようです。それはまわりの光景や音を遮断するというような内向きの集中ではありません。自分の肉体の感覚や動きへの意識と、周囲の環境の変化への意識が完璧にバランスのとれた集中です。そして完璧なバランスに思えるのは、意識のレベルだけではありません。力の入れ具合もそうです。彼らが頑張っていないということではなく、つねに自然体なので、優雅に、楽に動いているように見えるということです。まるで誰よりも力が入っていないのに、誰よりもすばらしいパフォーマンスをしているかのように思えるのです。

もちろん、こうした選手はそのスポーツの天性の才能に恵まれているのかもしれません。むしろ間違いなくそうでしょう。そして、あなたはたぶん、ウィンブルドンのセンターコートよりも、近所のジムのランニングマシンでそのテクニックを利用することのほうに興味があるでしょう。しかし、一流のプロスポーツ選手を観察すると、特に力の入れ具合という点で、スポーツにおける瞑想の役割について多くを学ぶことができます。

私にとって、これをもっともよくあらわすイメージといえば、テレビで見る100メートル走のスロー再生映像です。選手のあらゆる体の動きが非常に細かいところまでわかる映像をあなたもきっと見たことがあるでしょう。先頭を走る選手はたいてい、とても落ち着いてリラックスしています。彼らの頬は上下左右に揺れています。その瞬間の彼らは、集中とリラックスの完璧な精神のバランスを体現しています。しかしその後を追っている選手たちを見ると、彼らはたいてい、勝利が逃げていきつつあるのを悟って、とても険しい表情をしています。険しい表情は、その事実を悟ったことへの反応であり、より必死に力をふりしぼっていることの結果でもあります。日常生活にマインドフルネスを取り入れる際にも、これを考えるべきです。

あなたはどれだけ力を込めていますか。といっても、100メートル走にではなく、ドアを開け閉めしたり、キッチンの調理台を拭いたり、車のハンドルを握ったり、水道の蛇口を閉めたり、歯を磨いたりといった単純な動作にです。一日を過ごす中で、これらのことにどれだけ力を入れているかに気づいてください。ひとつだけたしかなのは、あなたが日々どれだけ力を入れているかが、ほぼ確実に瞑想にも反映されることです。

心と体は別々ではありません。心がそこに在る時には体も在り、精神が集中している時は肉体も集中しています。心がリラックスしている時は体もリラックスしています。こうやって言葉にしてみるとあたりまえに聞こえますが、それを普段の運動にあてはめて考えることがどれだけあるでしょうか。自分を律する力、粘り強さ、空間認識、集中力、痛みのコントロール、あるいはプレッシャーのもとで力を出す能力など、何を磨きたいのであれ、これらの要素はすべて心に左右されます。気を抜かずに集中し、同時に、楽にリラックスした状態で心がそこに在れば、間違いなく進歩するでしょう。昨日の誰かとの会話について思い出したり、来月の友だちの誕生日に何を買おうかと考えていたら、ベストなパフォーマンスを出せるはずがありません。歩きながらの瞑想と同様、この瞑想のいいところは、わざわざ時間を割く必要がないことです。あなたがすでに何らかの運動をしていると仮定すれば、意識をとぎすませる技術を練習するチャンスがさらに増えるのです。それに、その過程で身体能力や体調が改善されるなら、もちろん悪いことではないでしょう。

あらゆる動きとともにその瞬間に集中する

ある僧院での修行では、1年の修行期間のうち最初の8週間にわたって毎日、一日中しなければならない、とても肉体的にきつい瞑想法がありました。それは立った姿勢から寝た姿勢になり、また立った姿勢に戻るという動作を繰り返すものでした。これは五体投地と呼ばれ、体と言葉と心を同時にひとつにする方法とされています。両手を伸ばして床の上で完全なうつぶせの状態になりやすいよう、普通は滑らかな床面の上で行います。さらに、手を滑らせやすいよう、ふたつの物体の上に両手をおきます。そして、体を動かすのと同時に、舌がもつれそうになる長いチベット語の唱句を繰り返し唱える必要があります。唱句は全体を覚え、1回の五体投地の体の動きに合ったスピードで唱えなければなりません。このふたつをするだけでも、頭をたたきながら、同時に円を描くように腹をさするようなものですが、まだあります。

瞑想法の一環として、かなり複雑なイメージを思い浮かべなければなりません。それはたくさんの人がそれぞれ違う姿勢で違う服を着て違うものをもっている絵で、そのすべてを記憶し、思い浮かべなければなりません。これを、繰り返し床に寝たり起きたりしつつ、チベット語の唱句を繰り返し唱えるのと同時にするのです。こうすると、体と言葉と心がすべて完全に同調します。少なくともそのように考えられていました。練習中には、体と言葉では教えられた通りのことができても、心は別のことを考えてしまうことがよくありました。あるいは、イメージはきちんと思い浮かべていても、ふと気づくと覚えた唱句とは似ても似つかないわけのわからない言葉を繰り返していることもありました。また、精神面に集中しすぎて体の動きへの注意がおろそかになり、うっかり顔を床に打ちつけてしまうこともありました。速いスピードでしている時にはかなり痛かったものです。

この瞑想法を繰り返し練習するうちに、しだいにパターンがわかってきました。**集中とリラックスのバランスがちょうどよい時には、肉体的にとてもきついはずの動きが、楽にできるように感じるのです。**それは体と言葉と心にまったく同じ量の意識が向いている時と言ってもいいでしょう。けれどもそのバランスが崩れると、ひとつかふたつの要素がおろそかになります。そういう時には、楽にできるどころか、蜂蜜の中を歩いているような感じがします。そして、ただらさらに力を込めるだけではまるで役に立ちません。むしろ、より悪化し、さらに難しくなるように思えました。数週間ほどたつうちに、だんだんその日の心とのつきあい方がつかめるようになり、どんな時にもっと力を入れ、どんな時にアクセルをゆるめればいいかがわかってきました。心のほうも進んで協力してくれるようになり、新しい集中のしかたに慣れて、日ごとにあまり抵抗しなくなりました。もちろん、心がどこかに行ってしまうことはときどきありましたが、それに気づきやすくなり、体の動きや、言葉をはっきり口に出すことや、覚えたイメージを思い浮かべることに注意を戻すのが楽になりました。これらの変化は、結果をあまり気にしなくなり、ただあらゆる動きとともにその瞬間に在ることに集中するようになるのと、時を同じくして起こったように思えました。あなたも好きな運動で同じことができれば、パフォーマンスが大きく向上するだけでなく、きっと今よりもっと楽に、楽しくできるようになるはずです。

ところで次のエクササイズは「走りながら『今、ここ』を意識する」です。走るのは嫌いだとそっぽを向かないでください。サイクリングにもヨガにも水泳にも、そのほかどんなスポーツにも、基本は同じようにあてはまります。ただ、すでに歩きながらの瞑想を紹介したので、その基本をランニングにあてはめるのがもっとも自然な流れだというだけです。運動にマインドフルネスを取り入れる方法を学ぶなら、反復的で、かつ相手と直接競い合うことのない運動のほうがやりやすいのは当然です。ですから、水泳やサイクリング、ダンス、ランニング、ゴルフ、スキー、ヨガなどがぴったりです。サッカーやバスケットボール、ホッケーなどのスポーツではじめても悪いことはありませんが、これらの場合、昔からの癖に引きずられて、むやみに走り回ったり力みすぎてしまう傾向はより強いようです。

歩くことや食べることが多くの人にとって習慣的な行動になりやすいように、走ることもそうです。慣れた体の動きでほとんど集中の必要がないため、半ば無意識に走っている状態になりやすいのです。そのため、心が容易にさまよいだす傾向があります。ですから、走っている最中に、走ることそのものについての考えであれ、まったく関係のないことであれ、心が別のところに行ってしまうのは普通のことです。けれども、**自分のベストな能力を確実に発揮する**

唯一の方法は、よけいなことを考えず、心と体を一体化させ、肉体も精神も集中させることです。ただし「考えないようにする」のではなく、走るという動作やリズムや感覚に注意を向けるのです。もし心がどこかに行っていたことに気づいたら、ただそっと集中の対象に注意を戻してください。

エクササイズ9　走りながら「今、ここ」を意識する

ランニングに行く準備をする前に、自分の今の気分を感じてみてください。心の中には何がありますか。不安や自信を感じているか、あるいはまったくの無関心でしょうか。時間とその気があれば、走りに行く前に数分間、座って心を落ち着けてもいいでしょう。毎回これをすれば、パターンがわかってきて、よりうまく対処するのに役立つかもしれません。

ランニング用の服に着替えながら、全身の肉体感覚に注意を向けてください。前回のランニングのせいで足が重かったり、パソコンの前に座っていたせいで肩が凝っているかもしれません。あるいは全身が軽く感じられるかもしれません。座ってする瞑想と同じく、このプロセスに評価や分析をもち込んではなりません。ただ全身の感覚に意識をとぎすませるのです。

家を出る前に何回か深呼吸してください。集中が高まり、気持ちが安定します。呼吸は鼻から吸って口から吐いてください。走りだしたら、あなたにとって自然な呼吸に戻してかまいません。出かける前に少なくとも4～5回ほど深呼吸しましょう。

走りだしたら、周囲のあらゆるものに対する意識をするどく保つのと同時に、自分の体にも注意を向けてください。走っている今、どんな感じがしますか。筋肉は動きに対してどのように反応していますか。体が温まってくると呼吸の感じも変わることに気づいてください。いつも通り、あらゆることに気づく以外には何もする必要はありません。

心の反応にも気づいてください。仕事や家事から解放され、足をほぐして新鮮な空気を吸えることが嬉しいでしょうか。それとも、ランニングを続けるうちにやってくる体のきつさを予感して、多少の不安を感じているでしょうか。考えはどうですか。今日のできごとを次々に思い出したり、明日の予定をあれこれ考えたりしているでしょうか。それとも、ゆったりと落ち着き、体の動きに心の安らぎを感じているでしょうか。

ランニングに慣れてきたら、自分の走るリズムを意識してください。それは心地よく感じられますか。体の感覚はどうですか。両脚に均等に力がかかり、バランスがとれているでしょうか。腕の感覚はどうですか。肩はどうですか。体のどこかにこわばっている場所がありませんか。もしあるなら、どうすればいいかはもうおわかりのはずです。それに注目し、観察し、意識するのです。それをどうにかして消したくなる衝動には逆らってください。意識する過程で、こわばりや緊張が自然にほぐれていくのがきっとわかるでしょう。

趣味や健康のために走っているという人は、身のまわりのことを積極的に意識するようにするといいでしょう。ほかのランナーや車、公園、畑、建物など、途中で目に入るものならなんでもかまいません。毎日同じ道を走りながら、そのコースについてほとんど知らず、何も見ていない人は驚くほど多いものです。それはひとえに、内に向かい、考えに沈んでしまう癖のせいです。適度の好奇心をいつも忘れず、周囲のあらゆるものに気づこうと必死になるのではなく、注意をひかれたものに興味をもつぐらいの姿勢を保ちましょう。

より意識をとぎすませてそこに在るなら、走っている時の自分の考え方（心の癖）もよりはっきりするでしょう。あなたは走っている時の自分に対して厳しいほうか、やさしいほうか。心が無意識に向かう場所はどこか。思考など内に向かうのか、体の感覚など外に向かうのか。強い自信や自意識を感じるか。このエクササイズをすれば、これらのことに気づくようになるでしょう。また、体が走ることに反応して脳内麻薬を出した時も気づくかもしれません。そのような時には、無敵の気分になり、永遠に走っていられるような感じがしてきます（走っているとどこかの段階でこれが起こるとしての話ですが）。

より意識を磨くことの問題と言われるもののひとつに、心地よい感覚だけでなく、不快な感覚にも気づいてしまうことがあります。けれども、正しく利用すれば、不快な感覚さえ役に立てられるのです。肉体的な不快感から逃げようとするかわりに、その感覚に注意を向けるとどうなるでしょうか。あなたと痛みは別々ではないと考えてみてください。「自分と痛み」のように考えず、ただじかに痛みを体験するのです。すると、びっくりするようなことが起こるかもしれません。

息切れ、胸の苦しさ、腿の痛み、ふくらはぎの痙攣《けいれん》などはどれも、走る瞑想の際の効果的な支点あるいは集中の対象となりえます。最初に痛みに気づいた時、人は本能的な反応として、逆らったり追い払おうとします。普通は走るのをやめて立ち止まるか、痛みを無理やり克服したり、無視したり、どうにか抑え込もうとして長い心の中の闘いがはじまるかです。自分の身体能力を知り、体を大切にし、必要に応じて適切な措置を講じる必要があるのは当然です。けれども、体に長引くダメージを残すことなくランニングを続けられそうだと感じたなら、むしろ不快感により近づき、その感覚の中に入り込んで、じかに体験するようなつもりになってみてください。はじめはぴんとこないかもしれませんが、おかしいように見えて、筋は通っています。痛みに近づき、しっかりと味わい、さらには痛みを促すことで、いつもの癖になった動きが変わり、その結果痛みがやわらぐことが非常に多いのです。

より真剣に走っている人や競技をしている人なら、純粋にランニングのプロセスやフォームだけに集中するのもいいでしょう。**手軽で一般的な集中の対象は、歩きながらの瞑想と同じく、足の裏が地面を蹴る感覚です。リズムを感じることでとてもリラックスで**

きるし、わかりやすく安定した集中のポイントになります。

何を集中の対象にするにせよ、リラックスした心の状態を保ち、軽く走ることを心がけましょう。タイムの更新を狙ってかなり自分を追い込んでいる時でも、力を入れる必要はほとんどありません。おかしく聞こえるかもしれませんが、実は力を入れれば入れるほど、往々にして体が緊張してスピードが落ちるのです。走っているあいだずっとこれだけに集中し、今どれだけの力が入っているかをモニターしていてもいいほどです。そして、それがストライドにどんな影響を与えているかを感じてください。

趣味でジョギングしている人も、より真剣に走っている人も、このエクササイズをいくつかのセクションに分けることで、ずっとやりやすくなります。1歩ごとに集中するのがいいという人もいれば、通りごと、あるいは1キロごとがやりやすいという人もいます。よくあるのは、10歩、20歩、または100歩ごとに分ける方法です。これは呼吸を数えるのに似ていて、心がさまよいだすのを止める働きがあります。当然ながら距離が長くなるほど、集中を保ち続けるのが難しくなりますから、走っているあいだずっと「今、ここ」にいられるよう、定期的なチェックポイントを設けて確認しましょう。

寝ながらマインドフルネス

夜、頭を枕につけたとたん、頭の中で思考が暴走をはじめるのはどうしてなのかと思ったことはありませんか。この現象が不眠症と呼ばれているのをよく耳にしますが（なぜなら私たちはなんにでも名前をつけたがるからです）、これほどしょっちゅう起こることなら、たんにそれが人間だと言うほうが正しいのかもしれません。この体験のおもしろい点は、必ずしも見かけ通りではないことです。夜、何もしないでベッドに横になった状態は、瞑想の最初の瞬間に似ていなくもありません。突然、自分と思考だけになるのです。あなたは一日中誰かといたり、別のことをしていたりと忙しかったので、思考は頭の中の背景の雑音でしかありませんでした。この背景の雑音、つまり浮かんでは消える思考にうっすら気づいていたかもしれませんが、特に認めたり対処したりしないままだったものもきっと多いでしょう。静かでなんの邪魔も入らない状態で横になれば、これらの思考がより目立つのは当然です。前にお話しした道のたとえで、目隠しを外した瞬間のようなものです。では、これをどうにかする方法はあるのでしょうか。答えはイエスです。しかし、そのためのエクササイズそのものを学ぶ前に、そこに働いている力学についてよく理解することが有用です。

たとえば、仕事で忙しい一日を終えて帰宅し、夕食を食べ、それからテレビを見たり、パソコンで何かしていたとします。テレビを見て、番組に夢中になっているあいだはよかったのですが、ベッドに入ったとたんに落ち着かないそわそわした気分になります。何か具体的なことについて考えているのかもしれないし、ただ心が落ち着かず、次から次にいろいろな考えが浮かんでは消えていくのかもしれません。あるいは、それは不規則な生活や時差ぼけ、興奮剤の摂取など、あなたのライフスタイルのせいかもしれません。原因がなんであれ、心にこれだけ勢いがついてしまうと、思考がおさまるまでにしばらくの時間がかかります。しかし、私たちは当然ながらすぐにおさまってほしいと願い、それがかなわないとがっかりしたり、イライラしたり、不安になったり腹が立ったりします。思考を締め出そうとすればするほど、ますます湧き出てくるように思えます。

これはあなたの想像力が活発になりすぎているというだけではありません。眠れないことについてさかんに考えはじめると、理屈の上では、おのずとさらなる思考を生み出していることになります。しかも、それに必死になることで、同時に緊張状態を生んでいます。**瞑想の時と同じように、思考や感情にあらがおうとすればするほど緊張が生まれ、その緊張が体にも伝わるのです**。たいてい、この時点で頭の中の会話がはじまります。「今晩はなぜか落ち着かない……寝返りを打ってみよう……ところでハリーは今日、なぜあんなことを言ったんだろう……何か別の含みがあったんだろうか……もう一度寝返りを打とう……もう考えるのをやめて寝なければ……ああ、また考えはじめてしまった……いったいなぜこんなに考えてるんだ……もうこんな時間じゃないか……今晩はもう眠れないんじゃないか……前に眠れなかった時とそっくりだ……翌日は大変だった……明日は大事な会議があるのに……このままだと散々なことになりそうだ……それにひどい顔にもなりそうだ……どうして考えるのをやめられないんだ？　よし、リラックスして、眠ろうと考えるのはやめよう……でもやめられない……いっそ起きたほうがいいか……本でも読もうか……考えるのをやめて……まったく、どうしてこんなに心が落ち着かないんだ？」

昼日中にこれを聞けば笑えるかもしれませんが、夜に自分の身に起こっている時は、とてもおもしろい体験とは言えません。自分の思考の流れをコントロールできないことに怒りを覚えたり、考えがいつまでも止まらず眠れないのではないかと怖くなったりします。翌日の疲れを思って気が重くなったり、どこか悪いのではないかと心配になるかもしれません。こうした反応はまったく正常で、同じような体験をしているのは決してあなただけではありません。昼間のあいだ忙しかったりストレスがあるほど、夜になってこのような状況になる可能性が高いのは当然ですが、日々のできごととは関係なくそれが癖になってしまうこともあります。どちらにしても、これは生理的な問題というより行動学的な問題であり（もし本気で心配なら、医師に相談すれば必ずそう請けあってくれるはずです）、したがって変えられるのです。変える方法にはふたつあります。抵抗する癖をなおすか、新しい、よりポジティブな思考や感情とのかかわり方を身につけることです。

これからお教えするエクササイズは、なかなか寝つけない、夜中に何度も目が覚める、早朝に目が覚めてそれから眠れなくなるなど、あらゆる種類の不眠に効果的です。さらに、このいずれでもなく、ただもっとぐっすり眠りたい、朝もうろうとした状態ではなく、すっきり目ざめたいという人にもおすすめです。ただし、このエクササイズは夜、ベッドの中で、眠る直前に行うためのもので、10分間瞑想のかわりにはなりません。むしろ、毎日10分間瞑想をしながら、このエクササイズも並行して行うのがベストです。

多くの人が、10分間瞑想をするだけで、夜ベッドで特別なことをしなくても睡眠が改善されたと言っています。科学的な研究もこれを裏づけているようです。瞑想やマインドフルネスの不眠への効果を調べるために行われた実験の多くでは、被験者に夜ではなく日中に瞑想などを行うよう求め、同等の高い効果が認められています。したがって、夜だけに的を絞るというより、24時間、健全な心の状態を保つという視点で考えたほうがいいかもしれません。

次のエクササイズは、15分から20分ほどかけて行うようにつくられていますが、途中で眠ってしまっても、もちろんかまいません。むしろ眠りに落ちるのが普通ですし、それがこのエクササイズの長期的なメリットを損なうこともまったくありません。覚えておいてもらいたいのは、これが眠るためのエクササイズではなく、夜の自分の心に対する意識や理解を深めるためのものだということです。

エクササイズ10 眠りながら「今、ここ」を意識する

ベッドに入る前に、トイレに行く、玄関の鍵を閉める、携帯電話の電源を切るなど、普段寝る前にしていることをすべて済ませてください。そうしたければ、翌朝のための準備をしたり、明日しなければならないことのリストをつくったりしてもいいでしょう。

ベッドに入る準備が整ったら、普通に寝ようとする時のように、毛布や布団をかけてまっすぐあおむけに寝ます。頭の下に薄めの枕をおいたほうがいい人はそうしてください。普段、うつぶせで寝ている人や横向きに寝ている人も、このエクササイズはあおむけに寝て行うのがベストです。寝返りは後で打つことができます。横になったら、体がベッドに沈み込む感覚、体が支えられる感じ、そしてこれで一日が終わって、もう何もしなくてもいいということにしばし意識を向けてください。

心地よく横になったら、5回深呼吸します。10分間瞑想と同じように、鼻から息を吸って口から吐きます。息を吸う時には、肺が空気で満たされ、胸がふくらむのを感じてください。息を吐く時には、その日の思考や感情が遠くに消えていき、体のこわばりや緊張がほぐれていくのをイメージします。こうすることで、次のエクササイズに向けて心と体の準備を整えられます。

ステップ1

まず通常の方法と同じ導入から入ります。今、体と心に感じていることに意識を向けます。焦ってもリラックスできないのと同じように、焦っても眠りには入れません。ですからこのパートには十分に時間をかけてください。様々な思考が頭を駆けめぐっていても心配はいりません。それはごく普通のことですので、とりあえずそのままにしておきましょう。とにかく、どんなに落ち着かないものや不快なものでも、考えにあらがおうとするのはやめてください。

次に、体に感じる感触によりくわしく注目します。体がベッドに触れている感覚、マットレスに沈む体の重さに注意を戻します。接触がもっとも強く感じられるところを探ります。体重は均等にかかっているでしょうか。また、音やその他の感覚を意識してもいいでしょう。眠ろうとしている時、音は特に邪魔に感じます。まずは、それが自分で変えられる音か、それとも自分ではコントロールできない、どうにもならない音なのかを認識するといいでしょう。次に、音に抵抗するかわりに、そっとその音に注意を向け、30秒ほどそのままでいた後、また体に注意を戻します。

ここで体の実際の感覚を感じとってください。最初は全身の感じからです。たとえば、体は重く感じますか、軽く感じますか。落ち着きなく感じますか、落ち着いた感じがしますか。次に、より正確な像をつかむために、頭からつま先まで全身を心の中でスキャンし、こわばったり緊張しているところがないか観察します。緊張している部分におのずと注意がいくでしょうが、自分がこれから眠りにつくこと、そしてこのエクササイズがその部分の緊張を解く効果があることを知っていればリラックスできます。この全身のスキャンを、1回につき20秒から30秒ほどかけ、数回繰り返してもいいでしょう。必ず、リラックスして心地よく感じるところ、そして不快に感じるところを両方感じるようにしてください。

もうすでに呼吸が出入りする感覚に気づいていると思いますが、もしまだなら、体の中でその動きをもっともはっきり感じられる場所に注意を向けてください。いつも通り、呼吸のリズムを何らかの形で変えようとしてはいけません。ただ体にまかせてください。10分間瞑想と同様、このエクササイズに正しい呼吸法とか間違った呼吸法はありません。お腹よりも胸で呼吸を感じるからといって心配する必要もありません。呼吸が深いか浅いか、長いか短いか、不規則か安定しているかなどを観察します。力む必要はまったくありません。必要なのは、ただ動きに意識を向けることだけです。

呼吸がとても浅くて感じにくい人は、体の中でもっとも強くその動きを感じられる場所に手をおくといいでしょう。そしておいた手の動きで呼吸の出入りを感じてください。

1、2分ほど呼吸を観察しているうちに、心がさまよいだすのはごく普通のことです。注意がそれ、心がどこかに行っていたことに気づいたなら、その瞬間にあなたは「今、ここ」に戻っていますので、ただ呼吸が出入りする感覚にそっと注意を戻せばいいだけです。このパートの時間をはかる必要はありません。数分たったなと思ったら、自然に次のパートに移ってください。

ステップ2

次のパートは、集中的かつ体系的にその日一日を振り返ることです。まず、目覚めた直後、覚えている限りでその日最初の瞬間を思い出します。起きた時の気分を覚えているでしょうか。あとは、自分の脳が「早送り」されるように、心がその日のできごとや会った人や会話の内容を再現していくのを観察します。これは詳細である必要はありません。むしろ、あらましというか、心の中に次々に写真が映し出されるようなイメージです。

たとえば、自分が朝ベッドから出て、目覚まし時計を止めて、バスルームに入り、シャワーを浴び、朝食を食べ、瞑想をし、職場まで歩き、同僚と挨拶するところなどを思い浮かべます。3分ほどかけて、今日一日のことを、今この瞬間まで思い出します。たった数分ではおさまらないと思うかもしれませんが、これはあくまで一日のあらましですから、3〜4分以上かけてはいけません、何日かやれば、きっとそのスピードにも慣れるはずです。

心が一日を再現しているあいだに、いやおうなく考えにとらわれ、はまりこみそうになることがあるでしょう。とてもうまくいった会議のことを思い出し、これからの可能性についてあれこれと考えはじめるかもしれません。あるいは、上司と口論になったことを思い出し、その会話の今後への影響について心配しはじめるかもしれません。はじめのうちは、心がこうやってさまよいだすのは普通のことですが、夜のこの時間に新しいことを考えはじめるのはいいこととは言えません。ですから、前と同じように、気がそれていたことに気づいたら、そっと心の中で上映されていた映画に戻り、中断したところから再開してください。

ステップ3

今この瞬間までたどりついたら、体の感覚に再び注意を戻します。左足の小指に意識を向け、そのスイッチを切るところをイメージします。小指に意識を集中しながら、心の中で「スイッチを切れ」「休め」と何度か唱えてもいいでしょう。筋肉や関節や骨などに、「翌朝までは必要ないから、今晩はスイッチを切ってよし」と許可するようなイメージです。隣りの指、その次の指とこれを繰り返します。さらに指のつけね、土踏まず、かかと、足首、膝下……という具合に、足のつけねから腰まで同じように続けます。

右足でも同じことを繰り返す前に、「スイッチを切った」足とそうでない足の感触の違いをしばしたしかめてください。こんなことをしても、本当に何かが起こるのか疑わしい、と思っていた人も、今はそれが感じられるはずです。右足でも同じように、足の小指からはじめて、腰まで同様のことを繰り返します。

さらに、胴体から上がっていって肩から腕、手、指に下がり、次に喉、首、顔、頭と続けます。緊張がほぐれた感覚、もう体を動かす必要はなく、そのコントロールを手放したという感覚をしばし楽しんでください。ここまできたら、あとは好きなだけ心をさまよわせてやります。次から次に浮かぶ連想にまかせ、眠りに落ちるまで好きなところに行かせてやりましょう。

エクササイズのこの時点にたどりつくまでに、眠りに落ちそうになることは大いにありえます。その場合、眠ってしまってかまいません。とはいえ、眠くなくても心配はいりません。だからといってエクササイズが正しくできなかったということではありません。思い出してください。これは眠るためのエクササイズではなく、夜の自分の心に対する意識や理解を深めるためのエクササイズなのです。

もしまだ眠くない場合、ふたつの方法があります。ひとつめは、コントロールしたり強制したりしようとせず、心がさまよい、自由にあちこちに行くのにまかせることです。これもとてもいいものですが、唯一の問題は、この指示が曖昧でどうしていいかわからない気分になる人がいることです。あなたがそうなら、この最後のパートがエクササイズのしめくくりとしてより効果的でしょう。

千からはじめて、ゼロまで逆に数を数えます。これは無理な話に聞こえるかもしれませんし、とても大変に思えるかもしれませんが、正しい方法でやればまったく努力はいりません。そして、眠りにつくまでのあいだ、心を集中させておくすばらしい方法なのです。前のように、心がさまよいだすのはごく普通のことですから、気がそれていたと気づいた時点で、中断したところの数字にそっと意識を戻して再開してください。

最後のヒントとして、このエクササイズは本気でゼロまで数えるつもりでやることが大切です。眠りに落ちるための手段と考えるのではなく、心と体がスイッチを切る準備ができるまでのあいだ、自分を集中させておくためのエクササイズと思ってください。心にどんな考えが浮かんでも（眠らなければというものであれなんであれ）、あらわれては消えるのにまかせてください。あなたが集中し、目指すべきなのは、ただゼロまで数えることだけです。その途中で眠ってしまったなら、もちろんそれでかまいません。

言うまでもなく、**全体を貫くテーマは意識することであり、自分自身と他者を理解することです。それは適度の好奇心を保ち、日常の中で起こっているあらゆること――自分がどのように行動し、何を話し、どう考えるのか――に気づき、観察し、注目することです。**ただし、忘れないでください。それは別の誰かになろうとすることではありません。今のあなた自身のままで安らぎを見つけることなのです。

第7章
マインドフルネスのキーワード

視点――「人生をどう見るか」がすべて

瞑想で効果を上げるのに、あなたの人生観はそれほど問題ではありません。しかし、全般的な傾向を知っておくのは有益です。そうすれば、ネガティブな思考パターンに陥りがちな傾向に対して、より警戒することができるからです。それに、こうした意識が高まることが、持続的な変化の可能性にもつながります。

自分のものの見方の変化に気づくことも有益です。たとえば、ある日は混んだ電車に乗ってもあまり気にならないのに、別の日にはあらゆることにイライラするような気がする。これに気づくことのよい点は、外部のできごとではなく、私たちの心の中のできごとがもっとやっかいな問題を引き起こしているのが明らかになることです。そして、それは幸いなことに変えられるのです。**一日一日、あるいは一瞬一瞬で変わるものの見方の変化に気づくことは、毎日の瞑想の強力なサポートになります。**

コミュニケーション――他者との関係

瞑想を通じてさらなる幸福感を得たいなら、自分のフラストレーションを誰かにぶつけることで、心の落ち着きや深い理解が増すとは考えにくいでしょう。したがって、**ほかの人とうま**

く、繊細にコミュニケーションをとることは、頭をからっぽにするための道には欠かせません。これは、人間関係に対してさらなる自制心、思いやり、あるいは理解――場合によってはそのすべて――を向けることかもしれません。

とはいえ、世の中には、あなたがどれだけ善意であっても、それを悪くとろうとする人もいます。そのような場合、たいていあなたにできることはほとんどありません。そういう人の心を思いやり、自分自身も同様の心理状態になることがあると気づくのは悪いことではありませんが、誰かがいつも一貫して自分に対して感じの悪い態度をとるなら、できればあまり近づかないようにするのがベストでしょう。

感謝――ささやかな幸せを見つける

世の中には、人生のほんのちょっとした困難にも大騒ぎする一方で、日々の幸せの瞬間に目を向けることがほとんどないという人がいます。その理由のひとつは、幸福な状態があたりまえで、それ以外はすべて間違っているか不適切なものだという考え方にあります。

感謝する時間をもつという考えは陳腐で古臭いと思う人もいるかもしれませんが、頭をからっぽにしたいなら、それが不可欠です。**人生への強い感謝の気持ちがあれば、たくさんの邪魔な考えにとらわれることは難しいものです。**そして自分がもっているものに心から感謝する気持ちをもてば、ほかの人の人生に欠けているものもよりはっきり見えてくるはずです。

親切心——他人にも、そして自分にも

誰かに親切にすればいい気分になります。誰にでもわかることです。自分もいい気分になるし、相手もいい気分になります。それはとても幸せで穏やかな心をもたらしてくれます。一方、特にマインドフルネスの練習中には、自分自身にも親切にしてはどうでしょう。私たちは自分に高い期待を抱くあまり、何か新しいことを学んでいる時、自分自身の進歩に対してつい辛口な見方をしがちです。

幸い、瞑想には人の親切心を呼び起こす不思議な力があり、**毎日人に親切にしていれば、それが瞑想にフィードバックされます。親切によって、心がよりおとなしく従順になり、つきあいやすくなります。そして、批判的でない、より受容的な心のもちようが生まれます。**当然ながら、これは他者との関係に大きな影響をもたらします。

思いやり——雲の向こうにいつもあるもの

思いやりというのは、したりつくったりできるものではありません。私たちひとりひとりの

中にすでに存在するものです。青空のたとえを思い出してください。同じことが思いやりにもあてはまります。むしろ、「青空」は意識と思いやりを同程度にあらわしていると言ってもいいでしょう。

思いやりは、雲の切れ間から青空がのぞくように、自然にあらわれることがあります。また、意識的に努力しなければ出せない時もあります。それは空が雲で覆われている時に、青空の様子を思い浮かべるのに似ています。けれども、想像すればするほど、それは自然に起こりやすくなります。**思いやりは共感に似ています。他人の立場になって考え、互いに理解しあうことです。**

バランス——感情の強い波に耐える

人生は海に似ています。一生を通じて潮の満ち引きや流れがあります。静かで穏やかな時もあれば、波が高く飲み込まれそうになる時もあります。人生にもこうした変動はつきものです。けれども、この単純な事実を忘れてしまうと、やっかいな感情という強い波に簡単に押し流されてしまいます。

瞑想を通じて心のトレーニングをすることで、よりバランスのとれたアプローチを身につけ、人生におけるさらなる平衡感覚を手に入れることが可能です。ただし、これを感情のない灰色のかたまりのように、ただ人生を漂う退屈な存在と混同してはなりません。まるで正反対です。自分の感情に対する意識をとぎすませれば、むしろそれらの体験がより強まるのです。ただ、とらわれなくなることで、もう感情になすがままに振り回されている感じがしなくなるというだけです。

受容——つまり、何を手放すかということ

あなたがどれだけ幸運な境遇でも、人生は時にストレスや困難をもたらします。私たちはしばしばこの事実を無視しようとして、思い通りにいかないことがあるといらだったり失望したりするのです。思いやりと同様、受容について考える時も、青空のたとえを思い出すといいでしょう。

そう考えるなら、**受容への道とは、「何をはじめなければならないか」ではなく、「何を手放さなければならないか」を見つけることです。**日々の抵抗の瞬間に気づくことで、受容の態度が自然に生まれるのを妨げているものに意識が向かうようになります。これが転じて、瞑想中に浮かぶ思考や感情をより穏やかな気持ちで見られるようになるのです。

平静さ――結果にとらわれない

毎日とても忙しくあわただしい生活を送っている多くの人にとって、時に気が短くなるのは避けがたいことかもしれません。そのような時は、あごに力が入ったり、足踏みをしたり、呼吸が浅くなったりします。しかし、短気を純粋な好奇心で観察すると、その性質が変わりはじめます。なぜか勢いが落ち、自分をとらえていた力がゆるみます。

短気は日常生活の中でと同様、瞑想中にもあらわれることがあります。瞑想には日ごろの生活が反映されるのです。実際、ほとんどの人がそうであるように、あなたもきっと「どうしてもっと早く成果が感じられないのだろう」と考えていることでしょう。けれども思い出してください。瞑想とは結果や成果ではありません。だからこそ、それ以外の日常からのいい気分転換になるのです。**瞑想とは、意識をとぎすませること、心を落ち着けて自然な意識のスペースに「在る」ことなのです。**

繰り返し――粘り強く続ける

マインドフルネスは、自分の思考や感情とのつきあい方を根本から変えるものです。これがすばらしいことに思えるか、少々おそろしいことに思えるかはともかく、それは少しずつ何度も繰り返すことで起こります。つまり、気分にかかわらず定期的に瞑想するということです。**ほかのどんなスキルもそうですが、やればやるほど、マインドフルネスの感覚に慣れて、自信がついてきます。**

このように、少しずつ何度も繰り返すことで、徐々に瞑想中にしっかりした意識の感覚が築かれていきます。それはおのずと生活のほかの部分にも波及していきます。同様に、日々の生活にマインドフルネスを取り入れれば、瞑想にもいい影響を及ぼします。自分の動機がはっきりしていて、なぜ瞑想を学ぶのか、自分の頭をからっぽにすることで、まわりの誰のためになるのかがわかっていれば、毎日ほんの10分間座るだけのことが難しく思えるはずがありません。

自制心——うまく生きる知恵

うまく生きるというのは、あとで後悔しそうなことをしたり言ったりしそうな時に、自分を抑える冷静さをもつということです。また、困難な状況に衝動的に反応せず、慎重に対処できるだけの、安定した強い意識をもつことでもあります。つまり、うまく生きるには、一定ののごとを見きわめる知恵が必要です。

残念ながら、知恵は本からは学べません。どれだけ奥深いことが書いてあっても無理です。知恵とは、人生を経験的に理解することから生まれるものであり、瞑想はこれを強化することができます。**思いやりと受容が青空のたとえに似ているように、冷静さもそうです。なぜなら、知恵とはしたり起こしたりするものではなく、私たち全員の中に存在するものだからです。**自分自身の中にあるそのスペースにもっと慣れ、自分の本能をもっと信じることで、ものごとを見きわめる知恵を毎日の生活にも生かすことができます。つまり、世の中をもっとうまく生きられるようになるのです。

第8章
マインドフルネスで人生を好転させた体験談

他人から見たら幸せ、なのに不安でいっぱい

ジェームズは40代の既婚男性で3人の子どもの父親です。仕事は順調で、バリバリ働いている一方で私生活も充実しています。このような人が、不安に悩まされていると訴えてクリニックに来たというのは意外かもしれません。表面に見えるものと、内面で起こっていることがまったく違う場合もあるということは忘れられがちです。

ジェームズは自分の不安について語りました。妻が誰かと逃げてしまうのではないかと不安になり、子どもが怪我をするのではないかと不安になり、両親の健康のこと、仕事や部下のことなどで不安になります。さらに自分のことでも不安になります。しょっちゅう病院に行ったり、インターネットで調べたりして、自分がかかっている可能性のある病気を探しています。

人からは、彼がどれだけラッキーか、どれだけすばらしい人生を送っているかと言われるので、つねに不安に悩まされているとはとても言えません。何もかもうまくいっているということは、それだけ失うものが多いということであり、だからよけい不安なのだと説明しても、わかってもらえるはずがありません。不安について考えるとますます不安になり、しだいにそんなふうに感じている自分に罪悪感が湧いてきて、自分はおかしくなりかけているのかと不安になるのです。

瞑想を思いついたのは、テレビ番組で見たことがきっかけでした。自分とは縁遠いものに思

えたけれど、なんでもためしてみようと決心しました。言うまでもなく、彼は瞑想についてよくある先入観を抱いてクリニックにやってきました。瞑想とは、思考を止め、不快な感情のすべてを心から消すことだと思い込んでいたのです。けれども、彼は白紙の心と、新しいものを受け入れようとする姿勢ももっていました。すぐに瞑想のテクニックをあらゆる機会に取り入れようとするほど意欲的でした。ジムでの運動中や、昼食を食べている時、子守りをしている時などにマインドフルネスを取り入れました。また、すぐに毎日約20分の瞑想が習慣になりました。

熱意がつねに結果に結びつくとは限りませんが、ジェームズの場合はそれがものを言ったようです。私の目から見ても、彼は日ごとに気分が楽になっているようでした。私たちは、一般的なものから特に不安に対するものまで、複数のテクニックをためしました。ほとんどは、ジェームズが不安な考えとどうつきあうかに的を絞ったものです。彼はそれらをつねに「取り除かなければならない問題」だと考え、全力で抵抗するあまり、ほぼ一日中それらの考えと闘っていました。これはよくある反応ですが、ジェームズはこれらの感情に抵抗することで、緊張状態をつくりだしていただけでなく、思考を具体的なもののように扱うことで状況を悪化させていました。

ですから、「不安そのものに向けて瞑想するのをやめて、不安に抵抗する自分の心に注目しなさい、不安そのものは放っておけば自然にあらわれては消えるものだから」と私が言ったことに、ジェームズはかなり驚いたようです。しばらくすると、不安をコントロールしようとする自分の強迫観念が、実際には不安を増幅させていることが彼にもわかってきました。そしてこの傾向を意識するようになるにつれ、状況も少しずつよくなってきました。

これでただちに不安がおさまったわけではありませんが、ジェームズの不安とのつきあい方が変わりました。徐々に思考を追い払おうとあがくのをやめ、少々の不安の感情が浮かんできても放っておけるようになりました。そのような時のジェームズは、自分自身や自分の考えについてあまり深刻にとらえず、その中にユーモアを見出せるようになったことに私は気づきました。さらには、自分の不安な考えを人に話すようにさえなりました。すると驚いたことに、妻はほっとしたような様子で、「あなたはいつも落ち着いているから、自分のほうがおかしいのではないかと思っていた」と打ち明けたといいます。彼もそのような気分になることがあると知って、プレッシャーが少し減ったというのです。ジェームズはパブで自分の不安をネタに友だちにジョークを言うまでになりました。

つい最近、ジェームズと偶然に会いました。予想通り、瞑想への熱意は変わっておらず、今も毎朝座っているそうです。今でも状況によっては不安になることがあるものの、以前のように悩まされることはなくなったといいます。もう不安の感情に強くとらわれることはありません。何よりも重要なこととして、今はもう不安を恐れてはおらず、したがって不安を追い払うためにたくさんの時間とエネルギーを費やす必要がなくなったといいます。皮肉なのは、不安と闘うのをやめたら、そもそも不安があまりやってこなくなったことだ、と彼は笑って言いました。

仕事のプレッシャーで眠れない

レイチェル（29歳、女性）がクリニックに来たのは、なかなか眠れなくなっていたからです。医者に行ったら睡眠薬を処方されたものの、服用するのは気がすすまなかったといいます。

私たちは問題の原因について話しあいました。仕事でかなりのプレッシャーがあることと関係があるかもしれない、とレイチェルは考えていました。また、恋人と同居をはじめたものの、彼女が仕事ばかりしているのでけんかになることもあるといいます。恋人が無理解というわけではないものの、彼はレイチェルが優先順位を間違っていると感じているのだそうです。

レイチェルはその問題を「不眠症」と呼んでいました。よく眠れることはまったくないのかと尋ねると、ときどきはぐっすり眠れることもある、といいます。それなら、一般に毎日、慢性的によく眠れない不眠症とは違うように思われました。それが最初にはじまった時のことを覚えていないかと聞きました。彼女の話によれば、半年ほど前、仕事が特に忙しい日があったそうです。翌日に大切なプレゼンテーションを控えて準備に追われ、家に帰ったのは真夜中過ぎでした。帰宅すると恋人はもう寝ていて、罪悪感と同時に少し寂しさを感じたといいます。

ベッドに横になっても、様々な考えが頭の中を駆けめぐり、とても不安だったのを覚えていると彼女は言います。翌日は自分のベストを出さなければならないし、見た目にも溌剌《はつらつ》としていなければならないのに、考えれば考えるほど目が冴えてきて眠れません。そして不安はいつのまにかいらだちに変わっていました。最初は上司に腹が立ち、次に恋人に腹が立ち、最後には自分に腹が立ちました。

結果的に翌日のプレゼンテーションはうまくいき、会社は契約をとれたものの、レイチェルは自分が十分に貢献できなかったように感じ、みじめな気分になったといいます。けれども一番おそろしいのは、また同じことが起こるかもしれないということでした。その日、家に帰るまでには、もうよく眠れるための計画を立てていました。ゆっくりお風呂につかり、かなり早くベッドに入るつもりでした。しかし疲れていたとはいえ、彼女の体はそんなに早い時間に眠ることに慣れておらず、またもや横になったまま何時間もまんじりともしないで過ごすことになりました。「それ」がまた起こって、また朝まで眠れないのかとレイチェルはパニックになりました。その後もそれは続きました。もちろん時にはすぐに寝つけることもありますが、眠れないのではないかと不安になり、それでさらに眠れなくなるというパターンができあがっていきました。

よく眠れないのはきわめてよくあることだと安心させた後、私はレイチェルに基本的な瞑想のアプローチについて説明し、毎日10分間の瞑想をしてもらうことにしました。夜のことが問題なのに、瞑想を朝するよう言われて、彼女は少し妙に思ったようですが、心の働きは必ずしも彼女の思うようなものではなく、毎日きちんと続けることが重要なのだと私は説明しました。

さらに、「睡眠衛生」についても見直すように言いました。これは眠るための準備のしかたです。まず、寝室を眠ることだけに使うように言いました（もちろん恋人との時間を除いてですが）。これにより、ベッドに入ることとイコール眠ることという連想が強化されます。また昼寝はしないように伝え、睡眠時間をきちんと決めて、毎日同じ時間にベッドに入り、同じ時間に起きることの大切さを説きました。これは週末でも当然そうです。厳しいと思うかもしれませんが、心と体に新しい習慣を覚えさせるには何度も繰り返さなければなりません。また、夜遅くに刺激的なテレビ番組を見たり、コンピュータ・ゲームをするのは避けるように言いました。どちらも心を落ち着かなくさせるからです。さらに食事についても、食べ物がすべて消化されるよう、ベッドに入る2時間前には食事をすませるように言いました。最後に、昔ながらの目覚まし時計を買うことの重要性について話しました。そうすれば、携帯電話は夜のあいだ別の部屋においておけるので、夜中にメールをチェックしようという気にはなりません。

最初の1週間、レイチェルは何日も続けてよく眠れたといって、とても興奮していました。けれども2週目に入ると、進歩の遅さにいらだつようになりました。そこで、もう一度アプローチについて話しあい、最高の結果を出すために必要な姿勢について説明したところ、3週目にはたしかな進歩があらわれはじめました。

それから2か月ほど面談を続けて、徐々に様々なテクニックを取り入れていき、最後に眠りながら「今、ここ」を意識するエクササイズ（205ページ参照）にたどりつきました。ときどきは寝つけないことがあっても、彼女は全般的に自信をもてるようになりました。たぶんもっとも大きく変わったのは、レイチェルの睡眠に対する見方です。もうたいした問題ではなくなったのです。振り返ってみると、なぜあれほど深刻に考えていたのかわからないと彼女は言います。今は、睡眠がいつも完璧でないのはわかっているけれど、波があってもかまわない、というのです。そしてこの心境の変化こそが、本当に持続的なアプローチの鍵なのです。

うつ状態が癖になってしまっていた

51歳のパムはかかりつけ医のすすめでクリニックにやってきました。3年以上にわたって抗うつ薬を服用していて、気分の落ち込みをなんとかしようと様々な方法をためしてきました。ずっとフルタイムの仕事を続けていて、かかりつけ医と職場の人事部長以外はうつ病のことを知りません。彼女はうつ状態について、ただ「そこにあって」、すべてを暗く、不毛に見せていると説明しました。

パムには離れて暮らす成人した子どもがいて、10年前に離婚しています。私のクリニックに来た理由のひとつは、薬の量を減らしたかったからです。彼女は医師の協力を得て、徐々に薬を減らそうとしていました。それには1年ほどかかると見られていました。長く感じるかもしれませんが、長期にわたって抗うつ薬を服用していた人が急にやめると、非常に深刻な結果を招くことがあるので、医師の同意のもとに、あくまで少しずつ減らすことが大切なのです。この方法のもうひとつのメリットは、段階的な減薬の場合、再発の可能性が低下するという一貫した研究結果が示されていることです。パムは瞑想がうつ病治療によく効くという新聞記事を読んで、ぜひためしてみようと考えたのです。

パムのうつ病の中心には、自分は何をしてもうまくいかず、それはすべて自分のせいだという思いがありました。彼女はことあるごとにこの考えを強めていて、それがアイデンティティとなり、自分自身に対してこのような見方しかできなくなっていました。けれども、このような考えにとらわれ続けている限り、うつ状態から解放される望みはほとんどありません。

どうすれば思考から1歩距離をおき、もう少し余裕をもつことができるか、私たちは長い時間をかけて話しあいました。考えにそこまでとらわれる必要はないし、彼女は彼女が考えているような人間ではなく、ただ落ち込んだ気分に考えまで染められているだけなのだと話しました。また、青空のたとえ話についても話しました。気分が落ち込んでいる時には、心の奥に幸福感があるなんて笑い話のように思えます。たっぷり関心や注目を受けた雲は、ぶ厚く、黒々としています。このような状態にある人には、青空が見えた時のことを思い出すのは難しく、ましてや今現在も青空があるかもしれないとはとても考えられません。それでも青空のたとえは重要です。なぜなら、幸福やからっぽの状態を外に求めている限り、一時的なうつ状態の中断にしかつながらないからです。そのうえ、今現在の自分の体験が「間違っている」という気分が強まることになります。

決して簡単ではなかったものの、やがて少しずつ雲が切れはじめ、パムは青空の様子を思い出しはじめました。うつ状態が強い癖になっていたため、はじめのうちはすぐにまた雲に覆われてしまいます。けれども、癖ならば直せるということであり、青空がちらりと見えることが増えるにつれ、うつ状態が永久不変のものではないことにパムは気づきはじめました。つかのまとはいえ、人生に顔をのぞかせるようになった落ち着きや幸せの瞬間は無視できないものでした。同時に、医師の協力を得て彼女は徐々に薬を減らしていき、ついにはやめる自信がつきました。半年目には、まだ薬をやめることにはためらいがありました。薬を服用することを自分の一部のように感じていて、それをやめたら自分でなくなってしまうのではないかと不安だったのです。それは多くの点でアイデンティティを捨てることとでした。しかし1年がたつころには、十分に薬をやめる準備ができていました。古い友だちに別れを告げるような気がするけれど、その友だちの旅立ちを喜んで見送りたい気分だ、と彼女は言いました。

パムが最終的にその感情に別れを告げることができたのは、それを理解し、それに親しもうとする意志があったからです。しかも、彼女は自分でそれをしたのです。どんな気分の日も、毎日時間を割いて座ることで。パムとは今でもメールで連絡をとりあっていますが、問題なくやっているようです。今でも、気が晴れない日が何日か続くと、うつ病が再発するのではないかと心配になることはあるそうですが、それがただの考えだということを忘れない限り、もう害にはならないことを学んだとパムは話しています。

クリエイターとして成功したい

クリニックに来る人の中には、自分の新しい才能を見つけたいとか、特定の能力をアップさせたいという人もいます。競技力を上げようとするプロスポーツ選手や、自分の創造性を開発しようとする芸術家や作家などもそうです。27歳のクレアがクリニックに来たのは、彼女の言葉によれば「自分の中に眠っている創造性を引き出す」ためでした。創造性はつねにそこにあるけれど、心が落ち着かないせいでそれを発揮できないのだと彼女は考えていました。この見方は青空のたとえ話と似ています。創造性を「生み出す」必要はなく、ただそれを表出させる方法を見つければいいというものです。

クレアは多彩な活動をしていました。作曲をし、楽器を演奏する一方、文章を書き、本も出していました。さらには絵を描いたり彫刻をつくったりもしていました。彼女は正真正銘の芸術家であり、間違いなく才能もありました。しかし、同時にいろいろなことをしているので、ひとつのアイデアが十分に熟すまで待っていられず、その結果、家やスタジオはつくりかけの詩や曲や絵や彫刻で溢れていました。

クレアが10分間瞑想をしている時の最大の問題は、心がさまよいだした時にそれに気づくことでした。そして心がさまよいだすことはしょっちゅうでした。2か3あたりまで呼吸を数えることにさえ苦労していました。鎖の輪のようなもので、ある考えが浮かんだ時、それが意識の光に照らされてはっきり見えていれば、どこにも行き場がなくなってやがて勢いを失うので、瞑想の対象への集中を保つことができます。しかし、最初に浮かんだ考えがおもしろそうに見えると、意識のするどさが失われて、第二の考えが生まれ、さらに第三、第四の考えが生まれてきます。鎖の輪がたくさんありすぎて、心がさまよいだしたことに気づくまでに5分たっていることもあります。けれども、毎日繰り返すうちに、鎖の長さがしだいに短くなってきます。心はまださまよいだすことがあるにせよ、それが起こった時に気づくのが少し早くなり、そこにはまりこんでしまうのを避けられます。

クレアは集中を保つのに苦労していただけでなく、一日10分の瞑想をついさぼってしまうという問題もありました。心からやりたいと思っているのに、なぜか邪魔が入るというのです。緊急の用件も中にはあるでしょうが、ほとんどの場合、10分も待てないことは人生にそれほど多くないはずです。クレアへのアドバイスとして、毎日の日記に瞑想のことを書くようすすめました。これは「瞑想は毎日の日課のどれにも負けないほど大切なものだ」と自分自身に宣言する簡単な方法です。また、瞑想をさぼりそうになるたびに、できない理由を短い言葉で書き留めるように言いました。一日の終わりに振り返って書くのではなく、すぐその場で、10分も待てない用事とはなんなのかを書くのです。クレアにはこの二番目のアドバイスが特に効きました。ノートに言いわけを書こうとするたびに、その理由があまりに説得力に欠けるように思えて、結局書くのをやめ、10分間の瞑想をすることになったそうです。

私はまた、マインドフルネスを忘れないためのさらなるきっかけとして、毎日している行動をいくつか選ぶように言いました。たとえば朝1杯のジュースを飲むことや、歯を磨くこと、デスクで仕事の準備をすることなどです。といっても、呼吸に集中しながらこれらの行動をしなさいということではなく、行動を「今、ここ」に在るための支点として利用するのです。歯磨きなら、口の中の歯ブラシの感触、歯磨き粉の味、歯磨き粉の匂い、歯ブラシが前後左右に動く音などに集中します。そして心がさまよいだしたら、それに気づいた瞬間に、集中していた感覚に注意を戻します。クレアにはこれが楽しく、毎週新しい行動を加えていきました。10週間がたつころには、一日の中であちこちに短いマインドフルネスの時間が点在するようになっていました。一日10分の瞑想とあわせたこの積み重ねの効果はあなどれません。クレアにとって、それらの時間は、ほかの考えに入り込んでいないかチェックし、その時していたことに自分を連れ戻す「再集合」の時間でした。

家族に怒りをぶつけてしまう

ジョン（45歳、男性）がクリニックにきた理由はただひとつ、怒りをコントロールするために何か手を打たないなら出ていくと妻に言われたからです。ジョンは妻や子どもたちに暴力をふるっていたわけではありませんが、怒鳴りつけたり、ひどい暴言を吐くことがありました。それに、赤の他人に対してもしょっちゅう怒っていました。店の行列で人を押しのけたり、乱暴な運転をしたり、ささいなことでも自分の思い通りにならないとキレてしまうのです。血圧は高く、しばしば胸が締めつけられるような感じもありました。

ジョンは、自分が理性を欠く行動をしているのがわかっているものの、どこからともなく赤い霧が降りてくるようだと言いました。彼の育った家庭では、喜怒哀楽の感情が表現されることも、それについて話しあわれることもほとんどなかったそうです。職を失ったことがすべてのきっかけだと思う、と彼は言いました。それが家族にさらなるストレスを与え、ジョンは自分に何もすることがなく、人生の目的を失ったような気がしていらだちました。

私は、ともかく2週間瞑想をしてみて、もし効果がなければ、妻と別の方法を話しあってはどうか、と提案しました。そしてジョンに10分間瞑想のやり方を教え、どんな姿勢でのぞめば効果が上がりやすいかを簡単に説明しました。

翌週、再びクリニックに姿を見せたジョンは、瞑想で心が落ち着くどころか、ますます怒りが強まったと言いました。瞑想をしようと座った時、感じるのは怒りだけで、その怒りの感情があらゆる思考に反映されているというのです。彼は自分をクビにした元上司にも怒っていましたが、何より自分自身に怒っていました。自分で思考をコントロールできず、その思考のせいで愛する人々につらくあたってしまうことにも怒っていました。何よりも、自分が自分の思うような人間、自分がなりたいと思う人間でないことに怒っていました。私は、瞑想が事態をさらに悪化させたわけではなく、瞑想によって怒りの感情がよりはっきり意識され、理解されるようになったのではないかと説明しました。あわせて、怒りにさらなる怒りで反応するのは本能的で無理もないことながら、あまり賢明な対応ではないとも説明しました。

一番上の娘が怒りだした時、どんなふうに対応するかとジョンに尋ねました。娘がそうやって逆上している時には、ただ抱きしめる、と彼は答えました。「もし抵抗されなければ、ただ抱きしめるだろう。どんな言葉をかけても、娘の機嫌はなおらないのが経験上わかっているので、ただそばにいて安心させてやるしかない」というのです。そこで私は、彼自身の怒りにも同じように対処したらどうか、考えてみてほしいと言いました。つまり、批判も評価もせず、ただそのままにさせてやるのです。その瞬間、ジョンが泣きだしました。彼がばつの悪い、照れくさい思いをしているのは明らかでしたが、それでも止められなかったようです。自分がどれだけ自分自身につらくあたり、自分の気分のことでいつも自分を責めていたかにはじめて気づいた、と彼は言いました。

そこで、ジョンと私は話しあって、彼の瞑想では怒りを追い払うのではなく、やさしさと理解をもって怒りを受け入れることを目指そうと決めました。ジョンの役目は、自分自身に怒りを覚えるたびにそのことに気づき、気づいた瞬間、怒りを覚えたことに怒るかわりに、その感情に少々のスペースを与えてやることです。自分をコントロールできなくなりそうになったら、その時はその怒りが自分の娘の怒りだったらどう対処するかを思い出すのです。ジョンはこれに同意し、さらに失業中は一日に2回、座って瞑想することもはじめました。彼いわく、それは簡単ではないし、再び怒りにとらわれてしまうこともよくあるものの、思い出すべきことを思い出せば、突然、すべてが少しやわらぐような感じがするそうです。

私たちはそれから数か月にわたり、ジョンの性格にあわせたいくつかの方法をためしましたが、つねにその中心にあったのは、怒りを思いやりで迎えるという単純でいて難しいことです。喜ばしいことに、ジョンは今も妻と暮らしており、新しい仕事も見つかりました。奇跡が起こり、近ごろではまったく怒らなくなったということはありません。しかし、今では生きるのがより楽になったし、怒りを覚えた時にも、それに対する視野が広がったことで、前よりうまく対処できると彼は言います。

几帳面すぎるシングルマザー

24歳のエイミーは幼い娘をもつシングルマザーです。彼女は様々な健康上の問題を抱えていて、医師のすすめでクリニックにやってきました。彼女は低体重で、生理も止まり、髪が抜け落ちるようになっていました。しっかりした女性でしたが、大きな心労を抱えているようでした。ひとりで娘を育てる苦労に加え、恋人がほしいのに誰もシングルマザーには見向きしてくれないと悩んでいました。体型へのこだわりがとても強く、一日に一度の運動を欠かさず、量の面でも栄養面でもとても十分とは言えない食事しかとらず、自分自身に対する見方は明らかに不健全でした。

私はエイミーの手が荒れているのに気づきました。湿疹かと思って聞いてみると、ストレスがたまった時にはひたすら手を洗う癖があって、こすりすぎて腫れてしまったのだと彼女は言いました。それはしょっちゅうやっているのか、と私は尋ねました。すると、何か公共のものに触るたびにやっているといいます。あまりいいことでないのはわかっているけれど、ストレスがたまった時だけしかしていない、と彼女は言いました。そして、もっと大きな問題は、髪が抜け落ちることと、突然生理が止まってしまったことだと言いました。そこで、医者にも行くことを約束させたうえで、私たちは週に一度、クリニックで会うことにしました。

多くの点で、エイミーの几帳面なところは瞑想をはじめた時には役立ち、彼女が瞑想をさぼることはほとんどありませんでした。けれども、座ることと、正しい心の状態でそれにのぞむことは別問題です。エイミーはかなり自己批判的で、ただ座って、なんの評価もさしはさまずに思考を観察するのは大変でした。彼女いわく、思考のほとんどは瞑想そのものに関することで、ほとんど瞑想の実況中継のようだといいます。エイミーは考えることについて考えるというパターンに陥ってしまっていて、それは心を落ち着けるためにいいことではありません。彼女はまた、ずっと自分を「矯正」しようとしていて、彼女の思う瞑想時のあるべき心の状態をつくりだそうとしているようでした。

瞑想をしたことのない人には、それが逆効果だと言われてもなお、このようなアプローチをしようとする人がいるのは妙に思えるかもしれません。しかし、習性というのはとても強いものので、それと違う方法でやれと言われたにもかかわらず、そうせずにはいられないことがあるのです。これが瞑想のおもしろい点です。瞑想には、自分とまわりの世界とのかかわり方が反映されるのです。したがって、エイミーの瞑想体験は、彼女の人生に対する姿勢を映していたにすぎません。そしてこのようなアプローチにもかかわらず、彼女は自分が今のような生き方をしている理由について、重要なことを悟りました。自分に自尊心が欠けていることに気づき、学校で教えている10歳以上も年下の少女たちと自分を身体的に比べる傾向があることに気づいたのです。また、自分の中に強い思考パターンが存在し、それによって強迫的な行動へと駆り立てられていることにも気づきました。私たちは、おもに自分自身へのやさしさと思いやりを育てるためのテクニックを実践しました。これらのテクニックは、核の部分は10分間瞑想と本質的に同じですが、それをさらに個人個人の性格や気質に合うようにしたものです。

エイミーはもう3年以上瞑想を続けています。当初気づいたことに加えてその後も発見があり、彼女の自分自身に対する感じ方は大きく変わりました。今でも痩せていますが、もう危険なほどの低体重ではありません。毎日の運動も続けているものの、それは自分を罰するためではなく楽しみのためで、生理も再開しました。エイミーいわく、以前よりも健康的な生活になったことや、人生に対してよりバランスのとれた見方ができるようになったことなどの変化も自覚しているものの、もっとも大きく変わったのは、自分自身に対する感じ方だといいます。外で何を感じようと大丈夫だと思わせてくれる何かを、自分の内面に見つけたような気がする、だから昔のような考え方に逆戻りしても今はそれを平気だと思える、と彼女は言います。

セラピーを渡り歩いてきた猛者《もさ》

トム（37歳、男性）はクリニックに来た時、「依存症のプロ」を自称していました。彼は過去15年というもの、アルコール、薬物、たばこ、セックス、ギャンブル、食べ物などの依存症になってきました。依存症はひとつだけのこともあれば、いくつも同時という時期もありました。依存症のリハビリ施設にも何度か出入りしていて、クリニックに来た時点では、たくさんの自助グループに入っているので、週に一晩しか依存症でない友だちと会う時間もないと話していました。

　ところで、念のために言っておきますが、自分の依存癖のせいで自分やまわりの人が危険だと思ったら、マインドフルネスなどに頼る前に、必ず医師に相談するべきです。トムは何度も医者にかかり、あらゆることをためしたにもかかわらず、あいかわらず同じ依存行動のパターンに逆戻りしてしまうと感じていました。

　トムは独身で子どももいませんが、心から家族がほしいと言いました。話をややこしくしていたのは、彼がどうやら自分はゲイだという結論に達していたことです。たくさんの人とつきあってきたものの、どの関係も長続きしませんでした。多くは、トムの新しいものへの飽くなき欲求が原因でした。トムはつねに何かを追いかけていて、何かしているあいだはいいものの、やめたとたんに気が立ってイライラしてくるのです。そこで、そのような時に気を紛らわすことができるものに頼ったのです。その中には、食べることや飲むことのように社会的に認められているものもあれば、隠さなければならないものもありました。

　トムは長年のあいだにたくさんのセラピーを受けて、何もかもわかったような気分になっており、新しい考えを受け入れるのにもうあまり積極的ではありませんでした。感情がすべて分析され、いったんばらばらにされてから、精神鑑定という形で組みなおされたような気分になるというのです。そうなるのはセラピーの時だけではありません。10分間瞑想とマインドフルネスでも起こることがあると言います。受けた治療の中には価値のあるものもあり、自助グループは今も彼にとって大きな安心感と慰めを与えてくれるものでしたが、落胆しか感じていないような治療もありました。

いい機会だったので、私はトムに改めて言いました。結果を約束することはできないが、マインドフルネスと依存症に関して行われた研究結果については伝えられるし、ほかの人が瞑想から得たものについて、自分の経験から教えることならできると。成功するかどうかは、彼がプログラムに従おうとするやる気と、毎日続ける根気、予断をもたず白紙の状態でのぞもうとする姿勢にかかっていると説明しました。トムはそれに同意し、10分間瞑想の手ほどきを受け、1週間それをするという宿題とともに、かなり楽観的な様子で帰っていきました。トム自身も驚いたことに、それは思った以上に簡単で、それがまた大きな自信になりました。瞑想は、一度もやったことのない人からしてみればなじみのないものであり、自分にはできないのではないかと心配になるのも無理はありません。けれども実際にやってみて、自分にもできることがわかれば、たいそうなことではなくなります。ただ座って、10分間リラックスして静けさを楽しむだけのことです。たとえはじめのうちは心が千千《ちぢ》に乱れていても、10分間座っていられるというだけで、毎回それができるという内なる自信になります。

トムにとって、これは過去にためしたどんな方法とも違っていました。彼は何年ものあいだ毎週セラピーに行くことに慣れていて、彼いわく、「仕事」は普通、毎週の診療中にされるものだというのです。来週までに何かについて考えてくるよう言われることもありますが、ほとんどの場合、セラピーに行って幼少期からの問題について話すことが治療のすべてでした。「彼の問題を解決する」のはセラピストの責任だと彼は感じていました。これを受けて私は、今回、責任はセラピストではなくトム自身にあると告げました。これは少々トムをひるませたようです。トムに責任があるなら、うまくいかなかった時に責められるのもトム自身ということになるからです。瞑想で責められることはないとどれだけ説明しても、納得しないようでした。

トムが瞑想に依存するようになったという言い方は適当ではないでしょうが、彼はまれに見るほど熱心かつまじめに瞑想に取り組みました。なんらかの物質への依存が、瞑想で味わえる気分への依存にとってかわっただけなのでしょうか。そうかもしれませんが、それだけではないように見えました。それに、どうせ何かに依存するなら、瞑想以上にためになるものは思いつきません。依存の問題への対策として、来院を毎週から隔週にし、さらには月1回にすることについても話しあいました。これはトムにとって大きなステップでした。自分の心と体の健康に対する責任を自分で負うということであり、うまくいかないからといって誰かを責めることはできないからです。彼は今でも、何かにつまずいたり、助言が必要な時には連絡してきますが、たいていはただ座り、自分の心や生活を観察することに満足しています。いくつかの自助グループには今でも顔を出しているものの、もうただ助けてもらうのではなく、誰かの助けになれると感じているそうです。

付録　科学が証明するマインドフルネスの効果

近年、MRI技術の発達と高度な脳機能マッピング・ソフトウェアのおかげで、神経科学者はまったく新しい形で脳の働きを観察できるようになりました。私たちが瞑想している時に脳に何が起きているか、また瞑想の長期的な効果の一部についても解明できるようになったのです。当初、瞑想中に変わるのは脳の活動だけだと考えられていました。しかし複数の研究の結果、神経の可塑《かそ》的変化と呼ばれる脳の構造そのものの変化が起こりうることがわかりました。つまり、体のトレーニングで特定の筋肉を厚く、強くできるのと同じように、瞑想を通じた心のトレーニングによって、安らぎや幸福感と結びついた脳の部位をより厚く、強くできるのです。

以下に、最近の研究でわかった事例をご紹介します。

医療関係者もマインドフルネスを支持　イギリスの精神保健財団が実施した最近の調査では、内科医の68パーセントが、特に健康に問題を抱えていない人にとっても、マインドフルネスを学ぶのは有益であるとの見解を示しました。

瞑想は幸福感に関係する脳の部位を活性化させる　もしあなたが楽天的でめげないタイプなら、脳の左前面がとても活発である可能性が高いでしょう。逆に、不安になったりネガティブ思考に陥りやすいタイプなら、脳の右前面のほうが活発だと思われます。ウィスコンシン大学の神経科学者チームは、マインドフルネスをわずか8週間実践しただけで、被験者の脳の左側が右側よりも活発になり、それに従って幸福感や満足感が増したと報告しています。

マインドフルネスはネガティブな感情をやわらげる　カリフォルニア大学ロサンゼルス校の神経科学者チームは最近、マインドフルネスを実践した人が、していない人に比べてネガティブな感情を感じにくいことを発見しました。同チームによれば、それらの感情に「レッテルを貼って」より意識することで、その強さが大幅に減じられたということです。今度、腹いせのメールを書こうとしたり、かっとなって相手を怒鳴りつけたくなった時は、自分の怒りに「怒り」のレッテルを貼るようにすれば、後になってばつの悪い謝罪をしなくてよくなるかもしれません。

瞑想はストレスの悪影響を抑える　ストレスが健康に相当の悪影響を及ぼすことはよく知られています。医師はこれまで、「ストレス反応」が血圧やコレステロール値を上昇させ、心臓発作、高血圧症、心疾患などを引き起こす場合があることを発見しています。またストレスは免疫系にも影響を与えるほか、妊娠の確率を低下させることも示されています。逆に、瞑想は「リラクゼーション反応」を生じさせ、血圧や心拍数、呼吸数、酸素消費量がいずれも低下する一方、免疫系が大幅に強化されることが示されています。

マインドフルネスは不安を減少させる　数年前、マサチューセッツ大学医学部では、全般性不安障害の患者に対するマインドフルネスの効果を調べました。その結果、8週間瞑想を実践した後、実に90パーセントの被験者が不安やうつ状態の大幅な改善を報告しています。さらに驚くべきことに、最近のフォローアップ調査では、当初の実験から3年経過後もこれらの症状の改善が維持されていたことがわかりました。

瞑想で脳の形が変わる　モントリオール大学の研究チームは、瞑想をしている人としていない人のあいだで、痛みを感じている時の脳の反応の違いを調べました。その結果、瞑想をしている人では、していない人に比べて、痛みや感情をつかさどる脳の部位がかなり厚いことがわかりました。これは重要な発見です。なぜならその部位が厚いほど、痛みへの感受性が低くなるからです。

この脳の形態変化の可能性は神経可塑性と呼ばれます。つまり瞑想をすると、ものの見方や考え方が変わるだけでなく、脳の器質的構造も変えられる可能性があるのです。

マインドフルネスで生活の質が改善する　ランダム化比較試験の結果、うつ病の再発防止にはマインドフルネスを取り入れたアプローチのほうが投薬よりも効果が高いことがわかりました。投薬が必要な状況はもちろんありますが、この研究は興味深い内容を示しています。マインドフルネスを実践した患者の75パーセントが6か月以内に完全に投薬を中止しました。また、それらの患者は再発の可能性もより低いことがわかっており、さらに、投薬を受けた患者に比べて「生活の質の改善」を経験しています。

瞑想で肌がきれいになる　マサチューセッツ大学医学部のある教授は、瞑想が乾癬の治癒に影響を与える可能性について調べる研究を行いました。乾癬は心理的ストレスと強い関係があることで知られる皮膚炎です。研究の結果、瞑想をしている人の場合、していない人に比べて4倍も早く症状が消え、他のストレス性皮膚炎でもはっきりした相関が見られました。

マインドフルネスは不安や抑うつを軽減する　ボストン大学の研究チームは、39件の研究の総合分析において、様々な疾患をもつ患者の不安や抑うつの治療において、マインドフルネスがどれだけの効果を示したかを調査しました。その結果、瞑想が幅広い健康障害の症状に大幅な効果を示したことがわかりました。効用がこれだけ広範囲に及ぶのは、瞑想をする人が一般に困難とうまくつきあう方法を身につけていて、日ごろからあまりストレスを感じないからだと研究チームは結論づけています。

瞑想で妊娠の確率が上がる可能性も

オックスフォード大学の最近の研究によれば、18歳から40歳までの健康な女性274人を対象にストレスの影響を調査した結果、ストレスが女性の妊娠の確率を下げる可能性があることがわかりました。研究チームのリーダーは、瞑想などの方法が出生率低下への対策に有効である可能性を示唆しています。

瞑想はセルフコントロール力を高める

マインドフルネスの効果を調べている研究チームによれば、被験者がごく短時間の瞑想をわずか5日間しただけで、感情や行動のコントロールに関係する脳の部位への血流が増加したことがわかりました。また、計11時間の瞑想の終了後には、この脳の部位の器質的変化が起こっていました。さらには、おそらく意外ではないでしょうが、マインドフルネスが薬物依存、喫煙癖、摂食障害の治療にも有効であることが複数の予備的研究で示されています。ある研究では、わずか42日間で過食行動が50パーセント以上減少しました。

マインドフルネスはストレス下でのパフォーマンスを向上させる　ペンシルベニア大学の神経科学者チームは、ストレスのかかる状況でのアメリカ海兵隊員の心理的パフォーマンスの低下を補う目的に、マインドフルネスが有効かどうかを調査しました。「マインドフルネスのトレーニングによりマインド・フィットネスを鍛えることで、救急隊員、救助隊員、外科医からプロスポーツ選手やオリンピック選手まで、極度のストレスのかかる状況下でピークパフォーマンスを維持しなければならない者なら誰でもメリットを得られる」と研究チームのリーダーは語っています。

瞑想は眠るまでの時間を半減させる　マサチューセッツ大学医学部の研究チームは、瞑想を取り入れた効果的な不眠治療へのアプローチを開発しました。研究によれば、不眠症と診断された患者の58パーセントが大幅な改善を報告し、投薬を受けていた患者の91パーセントが薬の服用量を減らすか、完全に服用を中止しました。またスタンフォード大学付属病院の神経科学者チームが実施した別の関連研究では、マインドフルネスを実践してわずか6週間で、被験者は通常の半分の時間で寝つけるようになった（平均で40分から20分に）ことがわかりました。

マインドフルネスで締め切りが守れるようになる　複数のマインドフルネスに関する研究によれば、わずか4日間のトレーニングで被験者の認知能力の大幅な改善が見られたことがわかりました。被験者は特に持続的な集中が求められる身体的・知的なタスク、および時間的制約が課された中でのストレスのかかるタスクで優れたパフォーマンスを示しました。これらの研究のひとつを実施した研究者の言葉をご紹介しましょう。「瞑想を行ったグループは、制限時間のある認知テストのすべてで特によい成績を示した。制限時間内に情報を処理しなければならないストレスのかかるタスクでは、短時間のマインドフルネスのトレーニングを受けたグループが有意に優れた成績を残した」

瞑想が認知力や注意力の衰えを防ぐ

米エモリー大学の研究チームは、瞑想を行ったグループと行っていないグループでの脳および認知能力を比較する研究を実施しました。対照群では、予想通り年齢の高い被験者ほど反応の速度と正確性が低下しました。しかし、瞑想を行っているグループではこの加齢による低下が見られませんでした。高度な脳機能マッピング技法の使用により、通常は加齢とともに起こる灰白質の減少が瞑想により抑えられていたことがわかりました。

訳者あとがき

あのビル・ゲイツが絶賛した瞑想とマインドフルネスの手引書を新装版としてお届けできることになりました。

本書『頭を「からっぽ」にするレッスン　10分間瞑想でマインドフルに生きる』は、二〇一一年に辰巳出版より刊行された『からっぽ！　10分間瞑想が忙しいココロを楽にする』を改題し、再編集を加えたものです。二〇一一年当時はまだなじみが薄かったため別の訳語に置きかえていた「マインドフルネス」という言葉を今回はそのまま使うなど、二〇二〇年版にアップデートした内容となっています。

著者のアンディ・プディコム氏は、大学時代に僧侶になろうと思い立ち、イギリスを旅立ってインドやネパールやタイ、さらにはロシアやオーストラリアなど世界各地の寺院や僧院で修業を積んだ経歴の持ち主。帰国後、とかく宗教的・神秘的な印象を持たれがちな瞑想やマインドフルネスを、人々にとってより身近なマインド・トレーニングとして伝え、広めたいとの思いから一般向けのレクチャーを始めました。

本書の中では、プディコム氏が自身の修行での失敗談や、その際に導師から授かった教えをユーモラスなエピソードもまじえつつ紹介し、瞑想時の心がまえや思い浮かべるべきことがらなどを、わかりやすいたとえを使って説明してくれます。

瞑想やマインドフルネスというものに、とっつきにくさを感じていたり、スピリチュアルなイメージから敬遠しがちな人もいることでしょう。しかし、本書でプディコム氏が教えてくれるのは、手軽で日常に取り入れやすい、実践的な心のエクササイズです。今すぐ始められて、難解な仏教の概念を理解したりする必要もありません。10分間すわって目を閉じ、心を落ち着けることや、毎日の行動の中で「今、ここ」に集中すること、ただそれだけで不思議とすっきりしたり、気持ちが安らいだりするのです。

訳者自身も、10分間瞑想とマインドフルネスを試してみたところ、その効果を実感しています。いっとき心を集中させることで、そのあいだは心に抱えていた不安や怒りやいらだちから解放されることができ、それを続けていくうちに、負の感情に振り回されにくくなって気持ちが安定するのです。また歩く、食べるといった日常の行動を通じて「今、ここ」に集中するマインドフルネスの中でも、私にはとくに眠るときのマインドフルネスが役に立っていて、すんなりと眠りにつけるので助かっています。

本書は、まずプディコム氏の母国イギリスで出版されてベストセラーとなったのち、マイクロソフト創業者のビル・ゲイツ氏が二〇一八年のベスト本に挙げ、〝二十五歳のころの私なら鼻で笑っていただろうが、今の私は妻のメリンダともども瞑想にすっかりはまっている。マインドフルネスを試してみたい人にはパーフェクトな入門書だ〟と激賞したことで、アメリカをはじめ世界的に注目を集めることになりました。週三回ほどの瞑想を続けているというゲイツ氏は今年、二〇二〇年夏の推薦本にもふたたび本書を挙げ、〝日々、ストレスを解消し心を集中させるしばしの時間が誰にとっても必要なこの時代に、はじめの一歩としてうってつけ〟とすすめています。

世界中で猛威を振るう新型コロナウイルス感染症に誰もが怯え、先行きが見通せないことに不安を抱える今、瞑想やマインドフルネスはまさに必要とされています。たとえ自分の力ではどうにもできないできごとや状況が存在しても、悩みやストレスの種が一瞬で消え去ることがないとしても、日々の心のケアによって、気分や感情に圧倒されコントロールを失うということがなくなるのです。心身の健康を保ち、強くすこやかに現代を生き抜くために、ぜひ10分間瞑想とマインドフルネスを取り入れてみてはいかがでしょう。本書がその最高のガイドとなるはずです。

満園真木

著者略歴

アンディ・プディコム

Andy Puddicombe

イギリス保健医療委員会公認の臨床瞑想コンサルタント。
元仏僧。大学在学中に僧を志し、アジアに旅立つ。
世界各地の寺院や僧院で修行を積んだのち、
チベットの僧院で正式な仏僧となるが、2004年にイギリスに帰国し、
瞑想普及のための団体〈ヘッドスペース〉を創設。
「瞑想を誰にとっても身近なものにし、
なるべく多くの人に瞑想にしたしんでもらいたい」
との理念をもち活動に励んでいる。

訳者略歴

満園真木

Maki Mitsuzono

翻訳家。青山学院大学卒業。主な訳書に
「アメリカン・プリズン 潜入記者の見た知られざる刑務所ビジネス」、

「死体は嘘をつかない 全米トップ検死医が語る死と真実」

（ともに東京創元社）、「大切な人を亡くしたあなたに」、

「生きるための選択 少女は13歳のとき、脱北することを決意して川を渡った」

（ともに小社）などがある。

本書は2011年12月に小社より刊行した、
『からっぽ! 10分間瞑想が忙しいココロを楽にする』を
再編集、改題して刊行するものです。

頭を「からっぽ」にするレッスン
10分間瞑想でマインドフルに生きる

2020年9月25日　初版第1刷発行
2024年6月15日　初版第6刷発行

著者
アンディ・プディコム

訳者
満園《みつぞの》真《ま》木《き》

発行者
廣瀬和二

発行所
辰巳出版株式会社
〒113-0033 東京都文京区本郷1-33-13 春日町ビル5F
TEL：03-5931-5920（代表） FAX：03-6386-3087（販売部）
http://www.TG-NET.co.jp

印刷・製本所
中央精版印刷株式会社

ISBN978-4-7778-2670-4　C0098　Printed in Japan